改訂2版

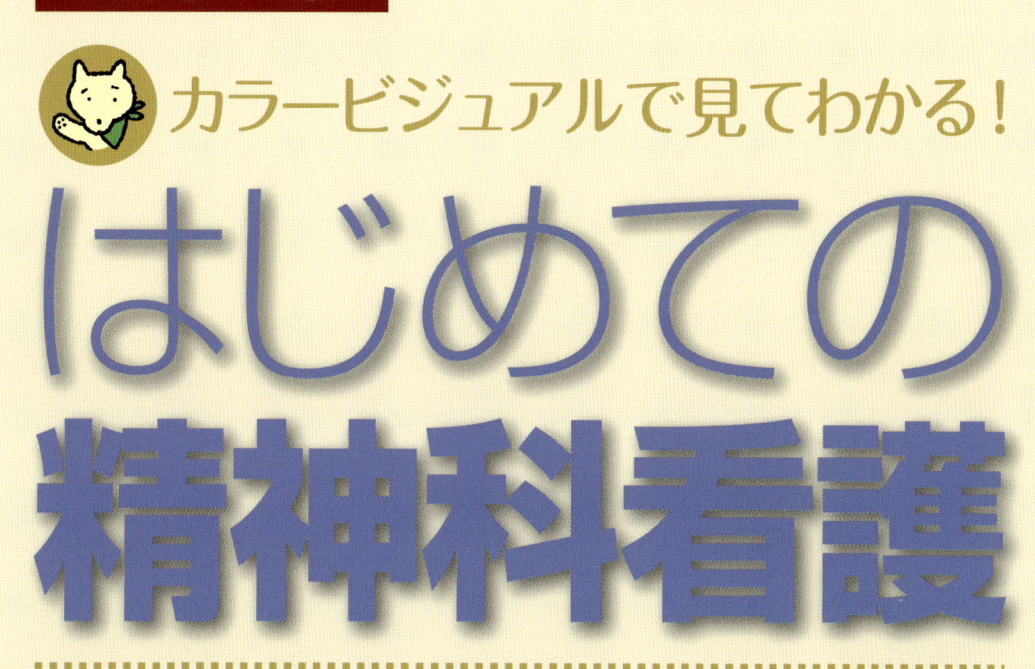

カラービジュアルで見てわかる！

はじめての精神科看護

編著 ● 公益財団法人浅香山病院看護部

JN245188

できるナースは
ここからはじめる！
やりなおす！

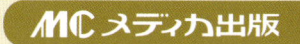
MC メディカ出版

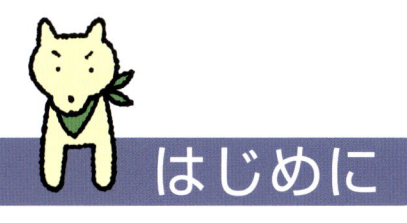

はじめに

　2018年に，多くの皆様のご支援があり，「はじめての精神科看護」が刊行されました．

　同書は新人看護師の教育担当者である主任が中心となり，精神科認定看護師が協同して作成しました．今，振り返ると執筆活動のプロセスは貴重な経験でした．主任にとって，新人看護師に必要な知識とは何か，何が困るのか，どう表現したら理解しやすいのかを模索することは，精神科看護を学びなおす時間となりました．おかげさまで，「実際に臨地で活用しています」「講義の副読本として使っています」など，多くの反響をいただきました．もちろん当院でも，現場で使えるテキストとして大いに活用しており，新人教育のみならず，患者様とのかかわりで困ったとき，悩んだときに開いてスタッフ同士で対話し，対象理解を深めるための教材になっています．

　このたび，2年ぶりに内容をバージョンアップし，「改訂版」を刊行することになりました．改訂にあたっては『精神科の看護』を拡大して1つの章とし，実践における基本理論や技術を充実させました．また，ぜひ押さえておきたい「薬剤の最近の傾向」や「なぜ精神科疾患患者に合併症が多いか」といった基礎を加筆しており，伝えたいことが，よりよい形にできたように思います．この改訂版を活用し，現場教育をさらに向上していきたいと思います．

　2020年はナイチンゲール生誕200周年「Nursing Now キャンペーン」の年です．世界が看護職への関心を深め，地位向上することによって人々の健康の向上に貢献することが，期待されています．そんな大きな期待を背負い，活躍する新人看護師を応援する本になれば本当に嬉しく思います．

2019年12月

公益財団法人浅香山病院 副院長・看護部長　国本京美

カラービジュアルで見てわかる！

はじめての 精神科看護

CONTENTS

第1章 精神科のおもな症状

第2章 精神科の看護

第3章 統合失調症

編集・執筆者一覧

公益財団法人浅香山病院看護部 主任会

編集・執筆

国本 京美	副院長・看護部長
森口 勇子	精神科医療連携室 室長・看護副部長
齋藤 雄一	師長／精神科認定看護師
島津 聖子	師長／精神科認定看護師
甲斐 あゆみ	師長／精神科認定看護師

執 筆

● はじめに

国本 京美	副院長・看護部長

● 第1～8章（50音順）

今村 善和	精神療養病棟 主任
大山 英文	地域移行機能強化病棟 主任
岡本 由美	ひまわり訪問看護ステーション 主任
小瀧 和人	精神療養病棟 師長
田中 利和	精神一般（慢性期）病棟 主任
寺内 康人	精神一般（慢性期）病棟 主任
中尾 百合子	精神科救急病棟 主任
長渡 千枝	認知症治療病棟 主任
西野 貴彦	認知症治療病棟 主任
早川 直子	精神科急性期治療病棟 主任
松本 憲之	精神科救急病棟 主任
水巻 智佳子	精神一般（特殊疾患）病棟 主任
山内 弘美	精神科外来 師長
山下 好雄	介護老人保健施設みあ・かーさ 主任
湯川 知子	精神一般（身体合併症）病棟 主任

執筆協力

● 倫理事例　公益財団法人浅香山病院看護部 精神科副主任会
● 医学監修　篠崎 和弘　公益財団法人浅香山病院 臨床研究研修センター長

第1章

精神科のおもな症状

精神機能とは

精神機能とは，意識，感情，知能，判断などの神経中枢の総合的なはたらきのことです．精神機能はさまざまな要素が複雑にからみ合い，１つのまとまりとして作用するもので，その要素の１つひとつは独自に機能しつつ，相互に関係し合っているといえます．

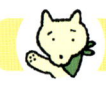 精神機能と機能障害[1, 2]

◎精神機能の障害は，さまざまな精神症状あるいは疾患として現れます．

◎適切な看護ケアを提供するためには，その人に生じている病的あるいは不健康な部分について理解することが不可欠です．

意識

● 意識とは，起きて（覚醒），今ある状態や，周囲の状況などを認識し，考え，感じている心的活動のことです．

意識清明
● 意識が清明に保たれている状態

意識混濁
● 意識の清明度が低下している状態

意識変容
● もうろう状態，せん妄状態，アメンチア（錯乱，困惑）

注意集中困難
● 気が散り，１つのことに固執するために注意を集中できない状態

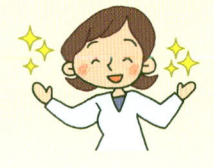 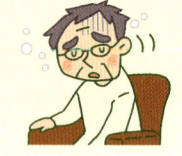 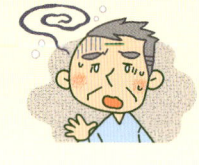 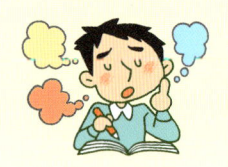

思考

● 考えや思いを巡らせることです．

妄想
● 現実には起こっていないのに，本人には強い確信をもつ状態，根拠のない想像

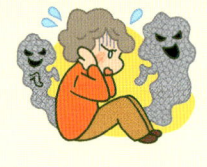

思考途絶
● 思考の流れが突然中断してしまうこと

滅裂思考
● 思考過程のまとまりに欠け，話の筋が支離滅裂であること

観念奔逸
● 考えが次々と方向も決まらずにほとばしり出る状態

知能

● 知能とは，自己の置かれた種々の状況を理解しそこでの課題を把握し，その解決を目指して適切な行動を組み立てられる能力のことです．

精神遅滞
● 知的水準の低下があり，学習や作業，身辺管理，社会的な生活が困難な状態

認知機能低下
● 物事を正しく理解して適切に実行するための機能が低下する状態

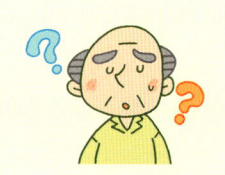

知覚

● 知覚とは，感覚器官を通じて，外界刺激を感じ取り，意味づけすることです．

幻視

● 実際にないものがあるように見えること．何かを凝視して追い払い，とらえようとする行動がみられる

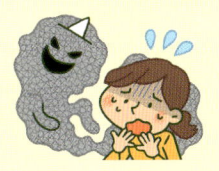

幻嗅

● 実際には臭わないのに臭いがすること．「ガスや屁のような異常な臭いがする」「この食事は変な臭いがする」などの訴えがみられる

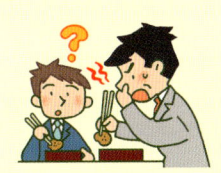

幻味

● 味覚に対する幻覚で，「腐った味がする」「苦い味がする」など，不快な味として感じられることが多い

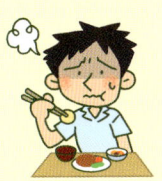

幻聴

● 実際には聞こえていないのに，音が聞こえるように感じること．物音や音楽も聞こえることがあるが，人の声が聞こえてくる場合が多い．内容の多くは被害的なものが多く，聞こえてきた声と対話する行動も認められる

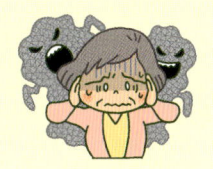

幻触

● 実際には触られていないのに，触られていると感じること．「皮膚の上を虫が這っている」「身体を触られる」などの訴えがみられる

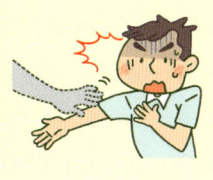

体感異常

● 身体的な病変がないのに，「脳が溶けて流れ出す」「腹の中が食われていく」「背中が腐っていく」などの訴えがみられる

感情

● 人などの動物が物事や人などに対して抱く気持ち，心持ちのことです．

不安

● 安心できない心の状態

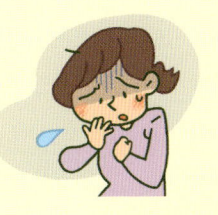

抑うつ

● 気分が沈み，憂うつな状態

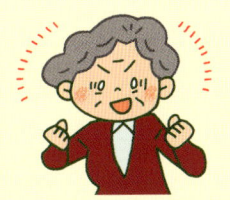

躁

● 気分が高揚し，意欲が亢進する状態

興奮

● 感情が高ぶり，激しい感情にかられている状態

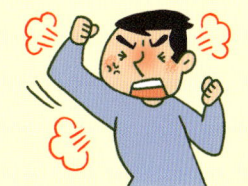

感情鈍麻

● 無関心で感情を表すことができない状態

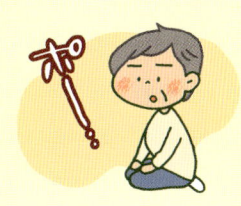

見当識

● 現在の年月や時刻，自分がどこにいるの
かなど状況を把握することです．

見当識障害

● 今日は何日か ここはどこか
などが認識できなくなる状態

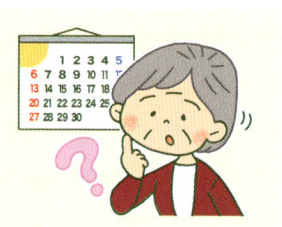

 これも覚えておこう！ ┈┈ 精神機能チェックリスト [3]

● 精神機能を査定するためのチェックリストはさまざま存在しますが，当院では下記のチェックリストを
参考にして，観察，査定しています．

精神機能チェックリスト

精神機能チェックリスト

精神機能	障害の有無
意識	意識障害　無 　　　　　　　有　（傾眠　昏睡　もうろう　せん妄）
知覚	正常 有　（錯覚　幻視　幻嗅　幻味　幻触　幻聴　体感異常）
思考	思考障害　無 　　　　　　　有　思考抑制・観念奔逸・妄想思考・滅裂思考・妄想
知能	知的障害　無　有（　軽度　中等度　重度　） 認知機能障害　無　有（　軽度　中等度　重度　）
感情	感情障害　無 　　　　　　　有　（不安　抑うつ　躁　興奮　感情鈍麻）
気質・人格	外交性　　（外向的　積極的　社交的　内向的　内気　遠慮） 協調性　　（協力的　友好的　非友好的　対立的　挑戦的） 誠実性　　（勤勉　慎重　怠慢　無責任） 精神的安定性　（温厚　穏やか　短気　心配性） 経験への開放性　（好奇心　想像力　探求好き　不活発　無頓着　情動的 表現の乏しさ） 楽観主義　（上機嫌　快活　希望に満ちている　落胆　陰気　絶望） 確信　　（自信　大胆　自己肯定　臆病　不安定　自己否定的） 信頼性　　（信頼できる　節操　欺瞞　反社会性）
活力・欲動	欲動障害　無　有（減退　無為　躁状態） 食欲　無　有 性欲　無　有 衝動の制御　（可　不可）
睡眠	睡眠障害　無　有（入眠困難　中途覚醒　早朝覚醒　浅眠　不眠　過眠）
注意	注意障害　無　有（維持　移動　配分　共有）
記憶	記憶障害　無　有（短期記憶　長期記憶　即時記憶　記銘力）
高次認知機能	高次認知機能障害　無 有（大まかに物事をとらえる　行動に移すまでのプランを立てる 　　状況に応じて柔軟に行動を変更する　自分の行動を認識する 　　判断　問題解決）
言語機能	言語機能障害　無 有（話し言葉の受容　書き言葉の受容　手話の受容　言語表出）

※精神機能の分類は文献や資料によってさまざまですが，上記は ICF 分類に基づいています

脳の機能とは

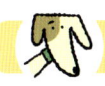**Point!**

- 脳の役割は，内外の情報を処理して状況に応じて対応することです．
- 脳は大脳，間脳，小脳，脳幹から構成されています．

 脳の部位とはたらき[4, 5]

脳の内部

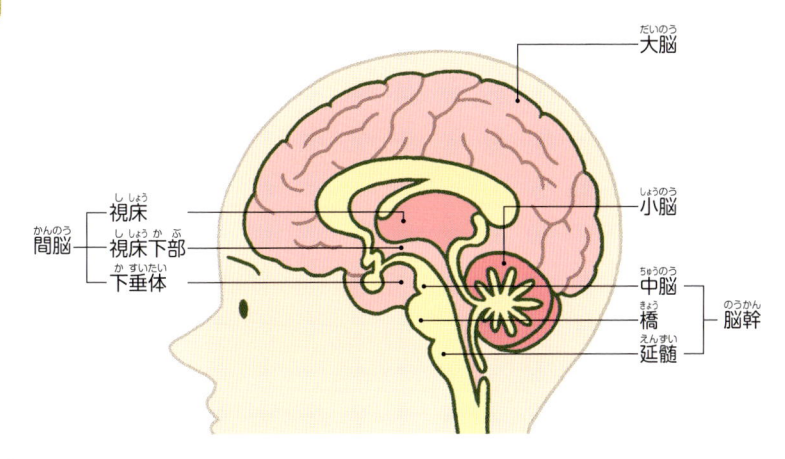

大脳（だいのう）

間脳（かんのう）
- 視床（ししょう）
- 視床下部（ししょうかぶ）
- 下垂体（かすいたい）

小脳（しょうのう）

脳幹（のうかん）
- 中脳（ちゅうのう）
- 橋（きょう）
- 延髄（えんずい）

大脳 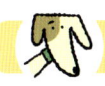**Point!**

- 大脳は脳のなかで最も主要な部分で，前頭葉，側頭葉，頭頂葉，後頭葉の4つに分けられます．
- 大脳皮質には運動野，体性感覚野，視覚野，聴覚野，嗅覚野，味覚野，言語野など，機能の諸中枢が特定の部分に分布しています．これを大脳皮質の機能局在といいます．
- 深部は白質で大脳髄質といわれ，各部を連絡する有髄線維でできています．

大脳（側面から）

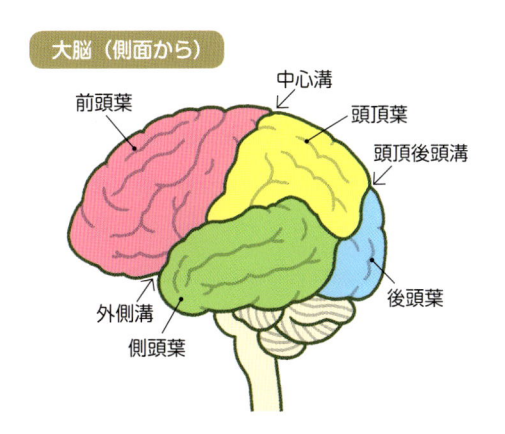

- 前頭葉
- 中心溝
- 頭頂葉
- 頭頂後頭溝
- 後頭葉
- 側頭葉
- 外側溝

前頭葉	側頭葉	後頭葉	頭頂葉
● 言語機能（発語），人格の発達などの高度なはたらきを担う ● 記憶，思考，判断，感情，行動の制御などに関連する ● 四肢，体幹などの運動機能，眼球運動といった随意運動を調整する	● 聴覚などを司る ● 言語機能（言語理解） ● すぐ内側に記銘力の中枢である海馬を有する	● 視覚および視覚的な記憶を司る	● 末梢からの感覚入力を統合・分析する ● 身体の位置などに関する空間認識，時間認識を担う

間脳  Point!

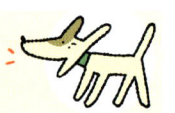

● 間脳は大脳に覆われていて，外からは一部が見えるだけです．
● 視床と視床下部，下垂体などに分けられ，嗅覚を除くすべての感覚線維を中継します．

視床	視床下部	下垂体
● 嗅覚以外の感覚情報を集約し，大脳へ中継する ● 運動機能調節の補助 ● 意識レベルに影響	● 自律神経の最高中枢 ● 本能行動の中枢	● 多くのホルモンを分泌する内分泌器官 ・成長ホルモン　　　・副腎皮質刺激ホルモン ・甲状腺刺激ホルモン　・プロラクチン ・黄体形成ホルモン　　・卵胞刺激ホルモン ・メラニン細胞刺激ホルモン ・オキシトシン　　　　・抗利尿ホルモン

小脳 Point!

● 平衡機能，姿勢反射の総合的調整，随意運動の調整など運動系の統合を行っています．
● 障害されると歩けなくるなどの症状が現れます．

脳幹 Point!

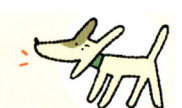

● 間脳と脊髄の間にあり，中脳や延髄などから構成されます．

中脳	延髄
● 大脳と脊髄，小脳を結ぶ伝導路 ● 視覚反射および眼球運動に関する反射の中枢，聴覚刺激に対し反射的に眼球や身体の運動を起こす中枢，身体の平衡，姿勢の保持に関する中枢などがある	● 循環や呼吸運動を制御し，生命の維持に重要な自律神経の中枢がある

神経伝達物質 [6]より改変

神経細胞と神経伝達物質

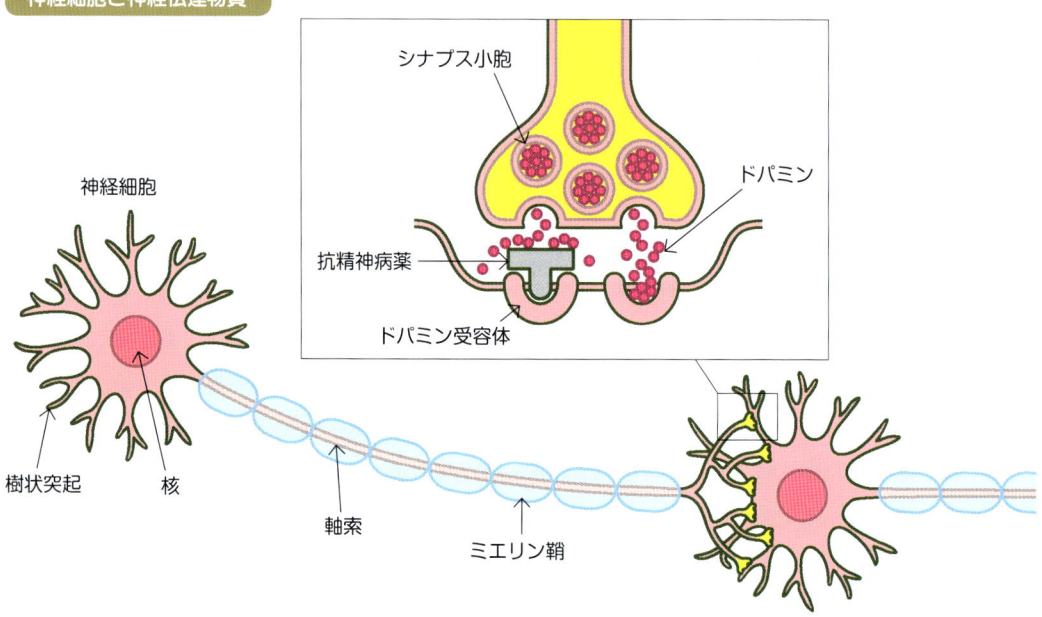

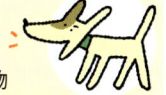

☞ Point!

- 神経伝達物質とは，脳内に存在し，神経細胞同士で情報伝達のやりとりを行う化学物質のことです．
- 神経伝達物質のなかでも，とくに脳内（中枢）ではたらく物質としては，ドパミン，ノルアドレナリン，セロトニン，アセチルコリンなどがあります．

神経伝達物質の関係

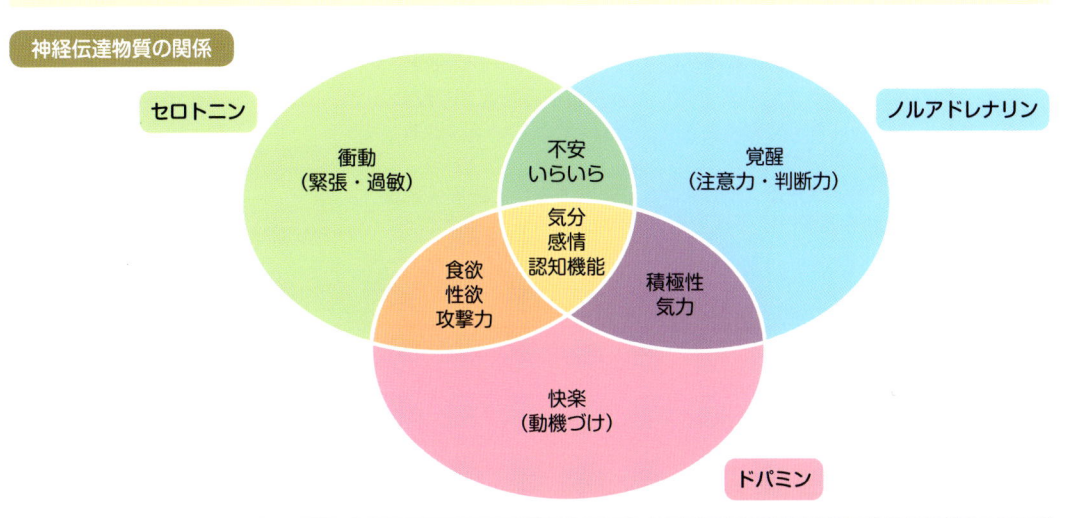

神経伝達物質	はたらき	過剰	不足
ドパミン	● 快楽を司り，報酬系といわれる神経伝達物質 ● 向上心やモチベーション，記憶，学習能力，運動機能に関与 ● ノルアドレナリンの前駆体	● 異常な興奮状態になり，情報のやりとりが異常な形で行われるようになるため，幻視や幻聴が起こる	● 物事への関心が薄れ，運動・学習・性機能が低下する
		病気	
		統合失調症	パーキンソン病，うつ病
ノルアドレナリン	● 意欲の源，生存本能を司る ● ストレスに反応して，怒りや不安，恐怖などの感情を起こし，「ストレスホルモン」という異名をもつ ● 交感神経を刺激し，心身を覚醒させるはたらきがある	● 怒りっぽく，キレやすいといった，躁状態を引き起こす ● 血圧が上がり，高血圧症や糖尿病の原因にもなるといわれている	● 気力低下，意欲低下，物事への関心の低下などの抑うつ状態になりやすい
		病気	
		不安障害	パーキンソン病，うつ病
セロトニン	● 神経を安定させる役割を担う ● 不安や衝動性を抑制する ● ノルアドレナリンやドパミンの分泌をコントロールし，暴走を抑える ● 咀嚼や呼吸，歩行といった，反復する運動機能にも関与	● 精神不安定になったり，発汗，発熱，振戦などが起こることがある ● パニックを起こしやすい	● ぼーっとしたり，うつっぽくなる
		病気	
		不安障害	うつ病，偏頭痛
アセチルコリン	● 脳の興奮度を高めたり，認知機能を保ったりする ● ドパミンとバランスをとっており，ドパミンが減るとアセチルコリンは増え，ドパミンが増えるとアセチルコリンが減る	● ドパミン不足の症状	● 認知機能低下，記憶障害
		病気	
		パーキンソン病	アルツハイマー型認知症

精神科でみられるおもな症状 [7]

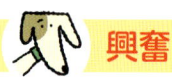 興奮

Point!

- 興奮とは急速に出現し，統制できない運動過剰を示す状態をいい，世間一般では激しい感情に駆られている状態をいいます．
- この状態は，精神運動興奮ともいわれ，過多行動として現れ，じっとしていられずに動くあまり，不安を伴っていることもしばしばあります．
- 大きくは，緊張性興奮（統合失調症にみられる）と躁病性興奮（躁状態にみられる）に分けられます．

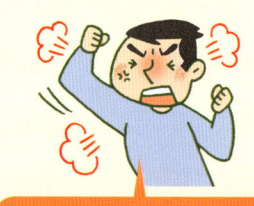

過度の暴力行為　奇妙な行動
破壊行動　多動
非協調性，反抗的

暴力

Point!

- 暴力とは，身体的攻撃行為で他者に向けられるもの，他者に対して破壊的であることをいいます．
- 心理的虐待やモラルハラスメントなどの精神的暴力，自己に向かう攻撃行為，自傷，自殺も含まれます．
- 人を脅かす，有害である破壊的行為のすべてを暴力とみなします．

攻撃行為
セクハラ，モラハラ
いじめ
自傷，自殺
虐待

◎神経伝達物質ではドパミン，ノルアドレナリン，セロトニンがその量の多少によって攻撃性との関連が認められています．とくにセロトニンは不安や衝動性を抑制するという「ブレーキ」の役割をもつ神経に関与しているとされています．

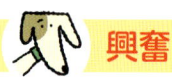 抑うつ

Point!

- 抑うつとは，気分が沈み，晴々しない重苦しい気分であり，不安で憂うつ，人に会いたくない，物事に興味がもてないなどの状態になります．
- 代表的な疾患がうつ病であり，朝のうちは比較的症状が強く，夕方から夜にかけて回復する傾向があります．行動は緩慢できわめて消極的で口数も少なく，極端になると自発的な動きはな

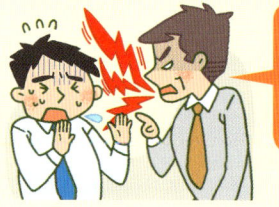

やる気が出ない…
生きる価値がない…
決断力がなくなる…
寝てばかりいる…

くなり，食事もせずトイレにも行かなくなります．この状態を抑うつ性昏迷といいます．
- 運動抑制が比較的軽いときには，しばしば自殺企図があるので注意しなければなりません．
- 身体症状は，自覚的なものとして不眠・頭重感・食欲不振・全身倦怠感などが，他覚的なものとして体重減少・便秘・頻脈・血圧上昇などが認められます．

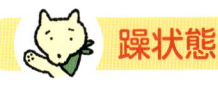

躁状態

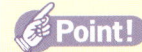

- 躁とは，高揚した気分（爽快気分）を中心に，意欲の亢進（多弁多動）・思考促進（観念奔逸）によって特徴づけられています．
- 誇大妄想をもつことがありますが，抑制の欠如から，とかく社会的逸脱行為に陥りやすい傾向があります．
- 身体症状としては性欲や食欲の亢進，睡眠障害を伴うことが多いです．

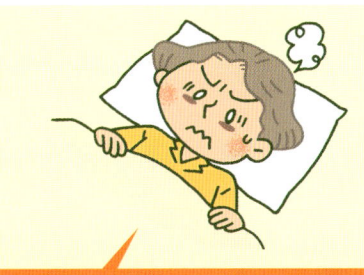

購入物が増える（浪費）　　服装が派手になる
饒舌になる　　不眠　　気分爽快
話にまとまりがない　　集中力がない

幻覚，妄想

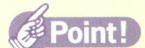

- 幻覚とは，感覚の対象が存在しないにもかかわらず，知覚されるもののことです．
- 幻覚は自分で制御することは困難で，現実的なものとして知覚され，幻聴・幻視・幻触・幻嗅・幻味などに分類されます．
- 妄想とは，思考障害として現れ，明らかに誤った思考内容にもかかわらず，本人はそれを正しいと確信する訂正不能な信念をいいます．

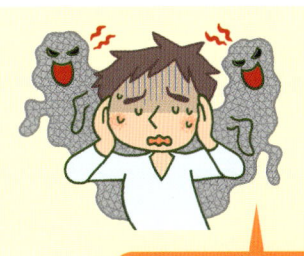

誰かが自分の悪口を言っている
誰かが自分を見張っている
私は天皇陛下の姉だ
・・・・・・・・・・・・・・・・・・・・
人を疑うようになる
ぶつぶつと独り言を言う

◎安易な肯定は，幻覚妄想を構築，固定化させ，増強・悪化につながることがあるため注意します．

妄想の種類

被害妄想	●「自分の悪口を言っている」など自分が被害に遭っていると思い込む
誇大妄想	●「私は天皇陛下の姉だ」などと自分を過大評価してしまう
関係妄想	●テレビドラマのセリフを自分へのメッセージだと思い込む
注察妄想	●自分が周囲から注目され，絶えず観察されていると思い込む
被毒妄想	●「食事に毒が入っている」などと思い込む
貧困妄想	●自分の財産がすべてなくなったと思い込む
心気妄想	●自分は不治の病にかかっていると思い込む
盗害妄想	●自分の物を周りの人に盗られたと思い込む
嫉妬妄想	●自分の妻や恋人が浮気していると思い込む
罪業妄想	●自分は悪い人間でそのために周りに迷惑をかけていると思い込む

強迫

👆 Point!

- 強迫とは，ある観念や行動が本人の意思に反して出現し，その内容が不合理なことであると認知され，自覚されていながら，それにとらわれることをいいます．
- 強迫は，強迫観念と強迫行為が中心となります．
- 強迫観念は自分の意思に反して繰り返し意識に浮かび，不合理で非現実的であるとわかっていても，取り除くことができない状態をいいます．
- 強迫行為は，自分ではばからしく不合理なことだと判断していても，どうしてもやめられず，ある行動に駆り立てられ，一連の行動を示します．

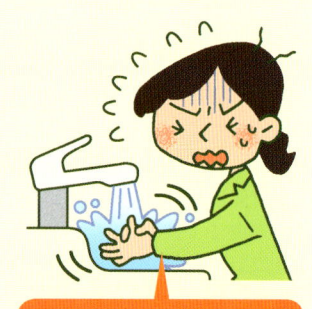

繰り返し何度も手を洗う
ガス栓を閉めたか，家のカギを掛けたか，何度も繰り返し確認しないと気が済まない

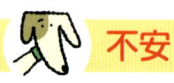 不安

👆 Point!

- 不安とは，はっきりとした対象がなく，漠然と安心できない心の状態をいいます．
- また，不安定感や無気力，孤独感などを感じ，心悸亢進・頻脈・発汗・血圧上昇・胃痛や下痢・便秘・不眠などの身体反応を伴います．

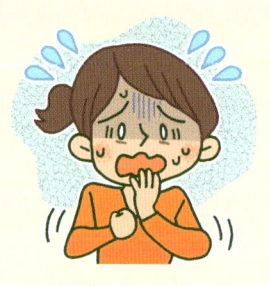

ナースコールが頻回にある
話を聴いてほしいと何度も訴えてくる
動悸，息切れがある
びくびくしている
落ち着きがない
焦燥感
振せんが強い　不眠

豆知識 関連する脳の部位

- 外からの情報は視床を介して扁桃体に伝わります．扁桃体は，その情報から危険かどうか判断し危険と判断すると不安が生じます．
- セロトニン，ノルアドレナリンGABAなどの欠乏，不均衡や扁桃体と青斑核の過剰反応といった生物学的要因もあります．

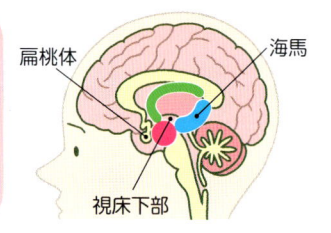

扁桃体　海馬　視床下部

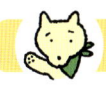 無為・自閉

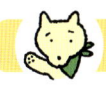Point!

- 無為とは，意欲が減退した状態であり，情動面が鈍麻し，周囲に対する感情的反応や関心が乏しくなった状態のことです．家庭生活や学業，職業など，日常生活のあらゆる面に無関心となり，周囲への積極的な働きかけを失っています．
- 無為は統合失調症に多くみられ，洗面・更衣・清潔動作や身辺整理などに無関心となり，不潔な状態になりやすくなります．また自分の世界に閉じこもって一方的に人との交流を避け，自分からは何もしようとしないため，他者とのコミュニケーションが上手にとれなくなります．
- 自閉とは，外界とのかかわりを絶って自分のなかに閉じこもってしまう状態をいい，統合失調症の基本症状の一つでもあります．また「現実との生きた接触の喪失」ともいわれ，外界は現実的意味を失い，自分だけの空想的世界にのみ生きています．
- 幻覚や妄想などの病的体験に基づいて出現することもあります．

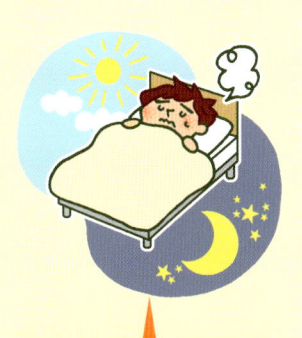

自発性の欠如
1日臥床したままで経過する
何もしようとしない
行動が緩慢

不眠

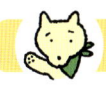Point!

- 不眠とは睡眠障害の一つで，睡眠開始の障害（入眠障害）および睡眠維持の障害をいいます．
- 何らかの原因によって，睡眠時間の短縮と睡眠の質の悪化が起きているといわれています．
- 原因はさまざまで，入院による環境の変化や対人関係に関するもの，不安や心配ごとによるもの，疼痛などがあります．

不眠の種類と症状

入眠障害

- 床に入っても，寝付くまでに30分から1時間以上かかってしまう
- 精神的な問題，不安，緊張が強いときに起こりやすい

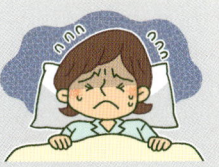

中途覚醒

- 睡眠中に何度も目が覚め，一度起きたあと，なかなか寝つけなくなる
- 中高年で頻度が多い

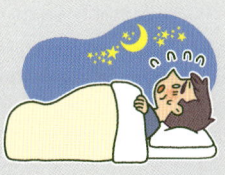

早期覚醒

- 朝，予定時間より2時間以上早く目が覚め，そのあと眠れない
- 高齢者に多い

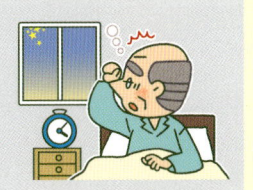

熟睡障害

- 睡眠時間は十分にとっているが，眠りが浅く，熟睡感が得られない

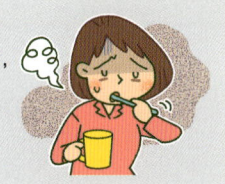

疾患別の不眠の特徴

疾患	不眠の特徴
統合失調症	● 発病初期・症状の再燃・増悪時に多くみられる ● 急性期…強度の不眠・入眠障害・浅眠 ● 慢性期…昼夜逆転・傾眠・入眠障害・覚醒困難
気分障害	● うつ病の主要症状の一つである ● 入眠困難・早朝覚醒・中途覚醒が特徴的である ● 躁状態では睡眠時間が短縮し，浅眠である ● 不眠に対する訴えは少ない ● 深夜まで起きており，早朝から覚醒して動き回る
神経症	● 入眠困難が特徴的である ● 中途覚醒や悪夢などの訴えもある
アルコール依存症	● 入眠障害が多く出現する ● 断酒後に不眠が出現するが，長時間の飲酒は睡眠のパターンに影響を与える
認知症	● 不眠は高頻度に出現する ● 頻回な夜間覚醒・入眠時間の遅れ・睡眠の昼夜逆転が特徴である

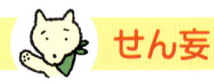 せん妄

Point!

- せん妄とは，軽度の意識障害に幻覚，妄想など不穏が伴った状態をいいます.
- 患者は不安や恐怖をもっており，精神的にきわめてアンバランスな状態にあり，多様な症状を示します.
- 数時間や数日という非常に短い期間で，認知機能が著しく低下します.

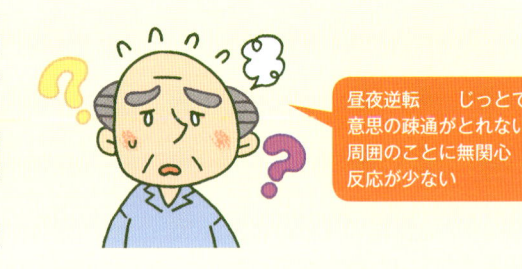

昼夜逆転　　じっとできない
意思の疎通がとれない
周囲のことに無関心
反応が少ない

せん妄の程度と観察される症状

軽度	● 困惑したような表情をしている ● 目がうつろで，相手と視線を合わせない
中等度	● 手で空中をつかむようなしぐさをする ● 夕方以降に不穏になる（夜間せん妄）
高度	● うろうろと動き回り，転倒することが多い

◎高齢者はとくに体調悪化も影響します！
● 直接因子となっている身体疾患（脳疾患・感染症・脱水・電解質異常・低酸素血症など）が影響していることも視野に入れてアセスメントを行いましょう.

せん妄のタイプ別の症状

過活動型		低活動型			混合型
● 幻覚	● 妄想	● 無表情，無気力			● 過活動型と低活動型の両方の症状が交互する病態
● 不眠	● 夜間徘徊	● 傾眠	● 錯乱	● 鎮静	

MEMO　せん妄の直接因子・誘発因子，準備因子

◎土壌を悪くする原因（直接因子）があって，それだけではなく，環境（誘発因子）もあり，もともと木が弱っていたら起こりやすい（準備因子）ことになります

- 直接因子（せん妄を引き起こす原因）＝土壌悪化：身体の原因・薬
- 誘発因子（せん妄を増悪・発症しやすくする要因）＝環境など：日内リズム，ストレス，不快な症状
- 準備因子（せん妄になりやすい人）＝木自体の健康：年齢，基礎疾患（認知症，脳血管障害，アルコール多飲など）などによって中枢神経が脆弱化

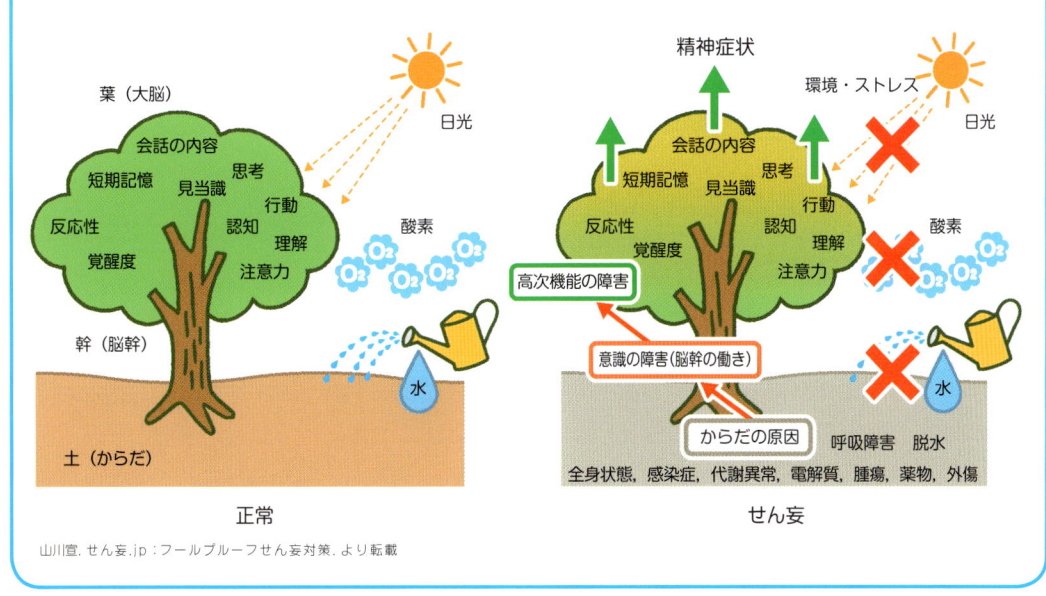

山川宣．せん妄.jp：フールブルーフせん妄対策.より転載

MEMO

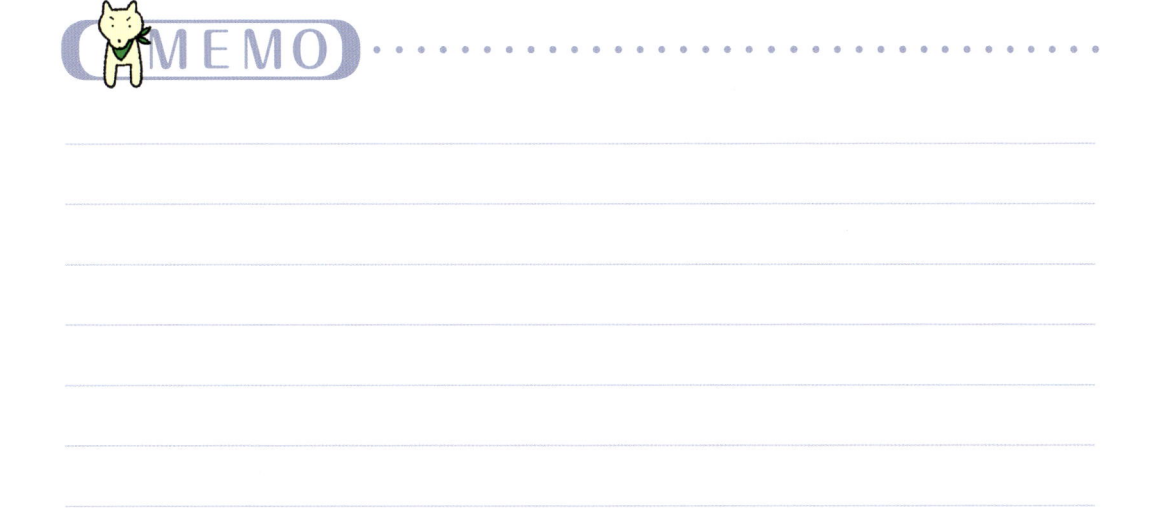

引用・参考文献

1) 式守晴子ほか. "人間の心の諸活動". 精神看護学1：精神看護の基礎. 第5版. 武井麻子ほか編. 東京, 医学書院, 2017, 54-66, (系統看護学講座, 専門分野Ⅱ).

2) 繁田悦宏ほか. "精神機能の把握". 精神神経疾患ビジュアルブック. 落合慈之監修. 東京, 学研メディカル秀潤社, 2015, 8-27.

3) 厚生労働省社会・援護局障害保健福祉部企画課.「国際生活機能分類－国際障害分類改訂版－」(日本語版)の厚生労働省ホームページ掲載について. https://www.mhlw.go.jp/houdou/2002/08/h0805-1.html (2019/10/25 閲覧).

4) 田島治. "脳の仕組みと精神機能". 精神看護学Ⅱ：精神臨床看護学. 第6版. 川野雅資編. 東京, ヌーヴェルヒロカワ, 2015, 62-5.

5) 齊藤泉. "脳の構造". エビデンスに基づく脳神経看護ケア関連図. 百田武司ほか編. 東京, 中央法規, 2014, 9-10.

6) 河野仁彦. "抗精神病薬の作用機序". 本当にわかる精神科の薬はじめの一歩. 稲田健編. 東京, 羊土社, 2013, 19.

7) 川野雅資ほか. "症状別看護ケア関連図". エビデンスに基づく精神科看護ケア関連図. 川野雅資編. 東京, 中央法規, 2008, 10-121.

8) 山川宣. せん妄. jp：フールプルーフせん妄対策. http://hey-ocha.p2.weblife.me/background/whatdm1.html (2019/10/25 閲覧)

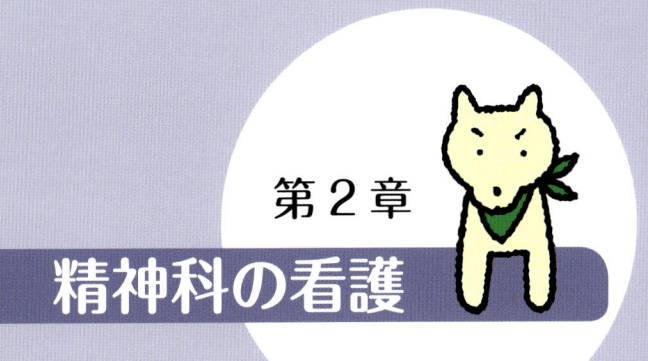

第2章

精神科の看護

精神科看護におけるコミュニケーション

コミュニケーションとは「人を理解すること」「人に理解してもらうこと」の2つの柱から成り立っています．ここでは，コミュニケーションを円滑にするための基本行動とコミュニケーションテクニックについて紹介します．

精神科におけるコミュニケーション

Point!

- 精神科には，同じ疾患であっても，「幻覚や妄想といった病的体験に左右されている患者」「うつ症状が強く，話しかけてもひとことふたことしか返答がない患者」「興奮し看護師に暴言や暴力のある患者」など，症状が異なるさまざまなタイプの患者が入院しています．
- ときにはかかわりを拒否され，怒鳴られたりし，看護師が傷ついて，疲弊してしまうこともあります．
- 入院治療を円滑にし，看護するためにはコミュニケーションスキルを身につける必要があります．

コミュニケーションの基本 [1)

表情 **Point!**

- 「笑う門には福来たる」という言葉があるように，笑顔にはたくさんのプラスの効果があります．
- 自分自身も明るい気持ちになり，笑顔を見た患者も明るい気持ちになるでしょう．不安を軽減でき，前向きな気分になることができます．笑顔で接することを心掛けましょう．

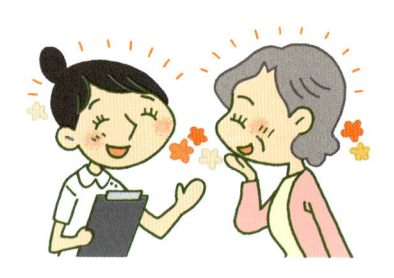

口調 **Point!**

- 笑顔と同様に，声のトーンも相手に作用します．話すときは低めのトーンでゆっくりとした口調で話してください．とくに高齢者は高音が聴き取りにくいので注意が必要です．
- 自分の話し方や気持ちが声の調子にどのように現れるかも知っておく必要があります．

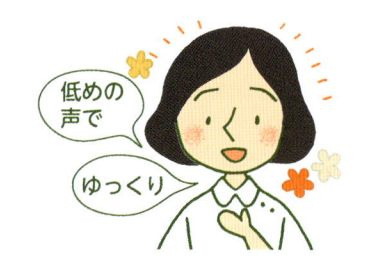
低めの声で
ゆっくり

傾聴 **Point!**

- 実際にやってみると意外に難しいのが傾聴です．相手に興味を持ち，集中して聴く姿勢を持つことで，相手は「真剣に自分の話を聞いてくれている」と感じ，安心します．
- 患者に「ちょっと」と呼び止められたときには，多忙であっても，足を止め，傾聴する姿勢をもちましょう．

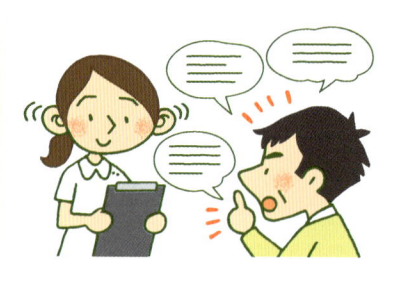

共感  Point!

- 共感とは「相手が体験している感情を感じ取る」ことです.
- 患者の感情を理解し，相手に伝えることで，患者は自分の気持ちを分かってくれていると感じて安心し，信頼感を得ることができます.

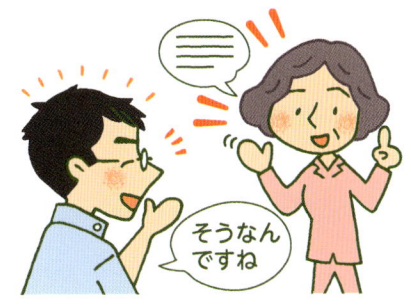

態度 Point!

- 多忙なときは心にゆとりを持てなくなり，表情は硬く，早口になり，慌てた行動をしてしまいます. こういった状態は患者に影響し，不安感を与えてしまいます.
- いかなる場面でも，自分自身が相手に与える影響を考え，心にゆとりを持った行動ができるように心がけてください.

注意! ◎患者に対して疾患や治療の方針などを十分に説明するために，専門的な知識を深めることが必要です！

- 患者は疾病や治療の知識がないこともあり，入院時はとくに医療従事者を頼りにせざるを得ません.
- 説明が不十分であれば，患者は医療従事者に対して不信感を抱いてしまいます.
- 疾患や治療の説明は医師に委ねることが多いですが，看護師も疾患や治療方針を理解し，可能な範囲で，わかりやすい言葉で患者に説明することが大切です. そして，説明したことを患者が理解しているかを確認することも必要です.

効果的なコミュニケーションテクニック

目を見て話す

- 目を見て話すことで相手に「興味・関心を持っている」という印象が伝わります. ただ，ずっと目を見て話すと威圧感を与えてしまうので，相手の眉間，鼻，まぶたを見て少し目線を外すと自然です.

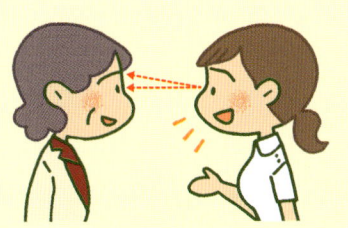

ときどきは目線を外す

目線を合わせる

- 目線が相手より上や下にあると，相手に上下関係を感じさせます. 患者ー看護師関係は対等でなければなりません. 患者が臥床していたり車椅子に乗車していたりするときなどは，立ったまま話さず，軽くかがむなどして目線を合わせることで，誠実さが伝わります.

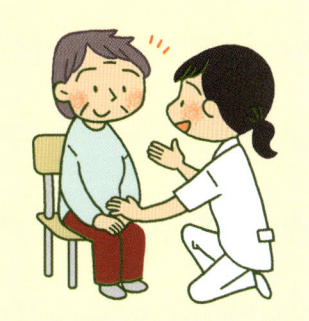

パーソナルスペース

● 人は無意識的にパーソナルスペースを形成しており，ある一定の範囲に他人が入ってくると不快に感じます．とくに初対面のときは患者のパーソナルスペース内に入らないよう注意が必要です．個人差はありますが，1.5mくらいの距離は確保しておきましょう．

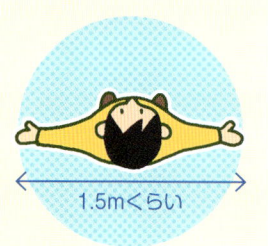

1.5mくらい

あいづち

● 「はい」「ええ」などのあいづちは「話を聴いていますよ」というサインを相手に伝えます．相手の話に合わせて，ゆっくりとあいづちを打つように意識しましょう．

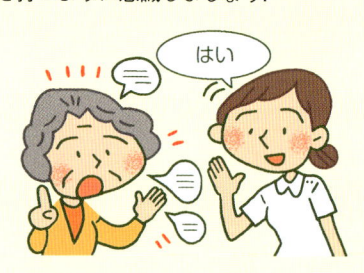

はい

クローズドクエスチョンとオープンクエスチョン

● 「はい」か「いいえ」，「A」か「B」かの択一でしか答えられないクローズドクエスチョンではなく，「どう思いますか？」「どうでしたか？」のように相手が自由に表現できるオープンクエスチョンを使うことで，会話が広がり，相手は気持ちよく話すことができます．

● ただ，焦点を絞った質問や事実を確認したいときはクローズドクエスチョンのほうが適しているため，質問の内容によって，2つの質問を使い分けることも必要です．

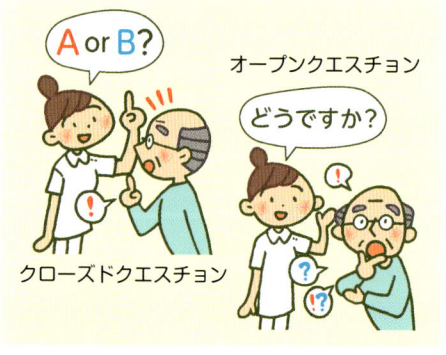

A or B?

オープンクエスチョン

どうですか？

クローズドクエスチョン

オウム返し

● 相手の話した言葉をそのまま繰り返すことで，「あなたの話を理解しています」という気持ちを伝えることができます．あいづちを入れながら，会話の要点を押さえて繰り返し伝えることが効果的です．

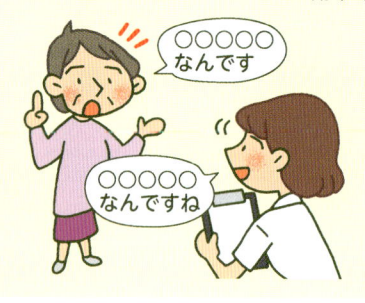

○○○○○なんです

○○○○○てなんですね

姿勢に注意

● 会話の際，私たちは相手の話を聴く姿勢に好感や嫌悪感を抱きます．嫌悪感を抱きやすい姿勢には，腕を組む，足を組む，頬づえをつく，上から見下ろす，視線を合わせない，時計をチラチラ見るなどが挙げられ，こういった姿勢は相手に嫌悪感を抱かせることにつながります．いつのまにかこのような姿勢になっていないか注意が必要です．

注意！ ◎相手の名前を呼んであいさつを！

● コミュニケーションはあいさつから始まります．コミュニケーションを効果的に進めるためのあいさつのポイントは，「○○さん，おはようございます」など，相手の名前を呼ぶことです．

● 名前を呼ばれると，相手は大勢の患者のひとりとしてではなく，個人として認識されていると心地よく感じ，呼んでくれた相手へ好感を持ち，信頼感につながります．

MEMO　コミュニケーションで大切にしたいこと[2~4]

● コミュニケーションの場面では，個を尊重し，信頼関係を築いていくことが大切です．これまで述べてきたコミュニケーションの基本を理解し，効果的なコミュニケーションテクニックを繰り返し実践していく必要があります．

個の尊厳を護る

● 個の尊厳とは「尊重する」「人間らしくあること」「人を大切にすること」などといわれています．
● 精神科看護において，個の尊厳が護られ，その人らしさを理解し，患者の立場で考えたコミュニケーションを行うことが大切です．

言葉遣い

● 人の第一印象は見た目（表情や身だしなみ）で決まることが多く，第二印象は言葉遣いが左右するといわれています．患者の尊厳を護り，信頼関係を構築するうえで敬語や丁寧な言葉遣いをすることは大切です．
● 精神科は長期入院の患者も多く，距離が近くなると，馴れ馴れしい言葉遣いになることが少なくありません．そのため，コミュニケーションの場面では自分がどのような行動をとれば患者や家族が「不快に思わず，心地よく感じられる」のかを，つねに考えて行動する必要があります．

患者－看護師関係

● コミュニケーションの基本を守り信頼関係を深めていくことで，患者－看護師関係は構築されます．精神科看護師は，患者－看護師関係を基盤に対象の個別性を尊重し，自律性の回復に向けて支援しなければなりません．
● ペプロウは，看護場面の患者－看護師関係は相互に連動し，重なり合った4つの段階からなるとしました．①方向付けの段階，②同一化の段階，③開拓利用の段階，④問題解決の段階とよんでいます．

ペプロウ「看護場面の患者－看護師関係プロセスの4つの段階」

4つの段階	各段階の定義	具体的な状況の例
方向付けの段階	● 患者が自分の問題を認識し，理解できるように方向付けをする段階	たとえば，「現在，幻覚，妄想があり薬剤調整中です．不安があるとは思いますが，抗精神病薬を適切に飲むことが重要です．ただし，副作用が出ることもあるので，身体に不調をきたしたら相談してください」など，患者が現実を検討できるよう現状を伝え，何度も説明する必要があります．
同一化の段階	● 患者が看護師との関係に信頼を置くようになり，認めてくれるようになる段階	たとえば，抗精神病薬の副作用で誤嚥性肺炎になったとき，身体のケアに看護師が誠実にかかわり続けることで，患者は看護師に信頼を置き認めてくれるでしょう．
開拓利用の段階	● 看護師が患者に必要な情報を与えることで，患者自身が自分の問題を整理し，解決に向かう段階	自分の置かれている状況や周囲の人間関係を把握し，解決に向けて必要な情報を得て援助を受けるようになります．
問題解決の段階	● 新たな目標に向かって問題解決していく段階	問題への対処方法を獲得し，実践することで，今後の目標に向かっていくことができます．

家族とのコミュニケーション

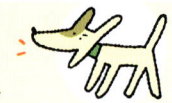

Point!

● 精神科の疾患では，家族のかかわり方が患者の症状に大きな影響を与えるといわれています．

◎患者とのかかわりで疲労困憊している家族

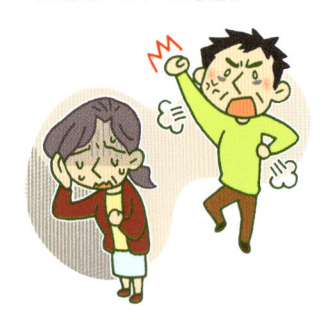

● 面会のたびに口論になっているが，入院前の生活で患者の症状に振り回されたという過去がある．

◎スタッフに怒りや不満を向ける家族

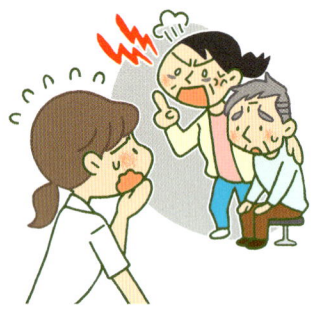

● 患者とのストレスからであったり，患者をしっかり看護してほしいといった思いが，スタッフに向かっている．

◎患者との関係を拒否する家族

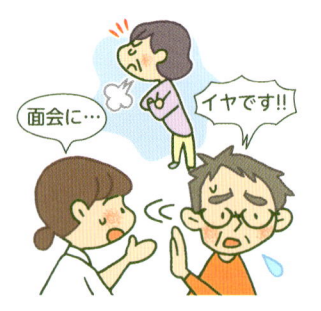

● 入院前に患者から暴力を受けていたり，金銭問題で迷惑を受けていたりといった，今までの経過がある．

◎患者との距離が近い家族

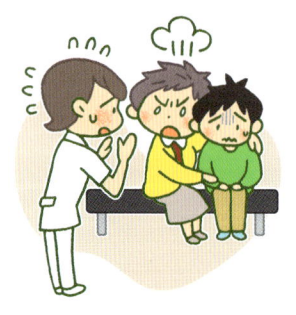

● 患者のできないことを家族が代わって行っていたり，患者の訴えや希望を無制限に聞き入れてきたといった経緯がある．

◎患者の疾患への理解が不足している家族

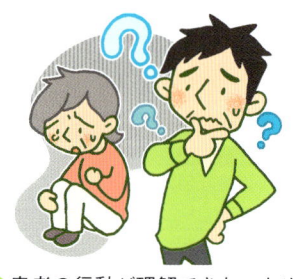

● 患者の行動が理解できないため，うまく接することができない．

Point!

● 患者と家族の関係性を知り，患者と同じように家族についての情報収集を行い，不安や負担に思っていることなどを聞いていくことが大切です．家族面談の時間を設けるなどし，家族の話をよく聞き，受容的・共感的な態度を心がけ，ささいなことでも相談しやすいように，積極的に声をかけます．
● 家族にはそれぞれの立場や考えがあるため「こうであるべき」といった看護師の価値観を押しつけることのないように，それぞれの家族の思いに耳を傾けましょう．患者との関係性はさまざまであり，患者と家族が良好な関係を築いていけるような支援を行う必要があります5).

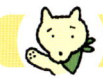

精神科におけるコミュニケーションの実際[6]

場面① 関心を示す，向ける

患者は口数が少なく，スタッフが何か困ったことはないか尋ねても，「別にないです」と返事をする程度．

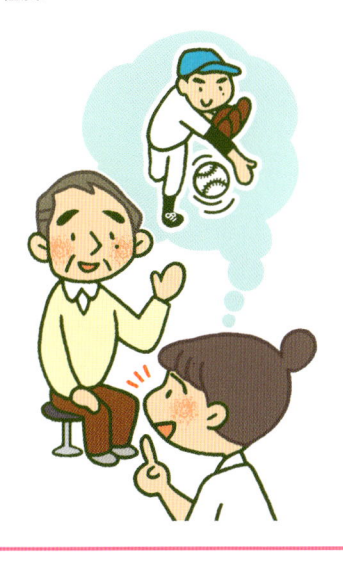

● かかわりの難しさを感じていた新人看護師ですが，患者が昔，野球をしていたことや家族背景などを知ったことで関心が高くなっていきました．

● ある日，患者に野球の話をしたところ「中学のときはピッチャーをしていた．完封勝利したこともある」「高校のときにはキャプテンもしていたけれど，そのころから誰かに見られているような感じがして，チームのメンバーからも悪口を言われているように感じるようになった」と発症時の状況を話してくれました．

● 患者から「誰かに話せてよかった」と笑顔で返事をしてくれたことを，看護師は嬉しく思いました．

👉 Point!

● 患者に興味を持ち，生き方や価値観など全体像を理解することが大切です．

場面② 行動をともにする

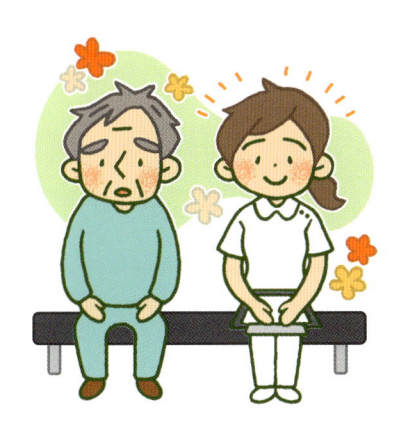

● 10年間，引きこもりであった入院患者．入院時から発語はなく，かかわりに戸惑いがありましたが，担当看護師はただそばにいることにしました．

● そばに座るとすぐに立ち去るという状態が数日間続いていたある日，看護師が訪室すると，患者がベッドから起き上がろうとしていたため手を差し伸べたところ，患者は看護師の手を取り起き上がることができました．

👉 Point!

● 黙ってそばにいること（場の共有）も重要です．日常生活にかかわりながら関係性を築いていきます．

場面③　患者との距離

他者と交流がなくいつも自室で読書をしており，看護師が声をかけても簡単な返答のみ．

おはよう
ございます

● 看護師は，毎日，訪室して患者に声をかけ，訪室した目的を伝え，患者の表情や行動から接触時間を増やしていきました．その後，次第に会話が増えるようになり，患者から声をかけてくるようになりました．

Point!

● パーソナルスペースを保ちながら，物理的な距離，その患者に適した心の距離をつかんでいきます．
● 看護師とのかかわりが「安全」と感じてもらうことが大切です．

◎精神科の患者は人とのかかわりを脅威に感じていることも多く，関係性が築けていない状況で近づきすぎると関係悪化につながることがあります．

場面④　妄想

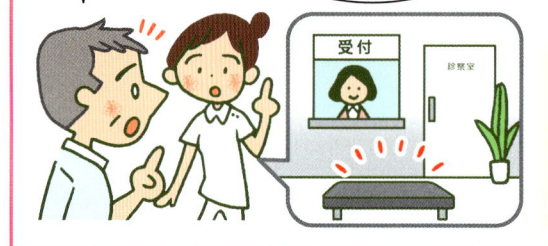

今，受付に妻が迎えに来てるので帰ります

そうなんですね，奥さんが受付に来ていると思うんですね
いっしょに受付まで確かめに行きましょうか

受付

● ありのままの患者をすべて受け入れるのは間違いです．誤った解釈を全部許してしまうことで，幻覚や妄想を強固なものにしてしまう可能性があります．

Point!

● そうせざるをえない患者が助けを求めていることを認め，行動することも大切です．

場面⑤　沈黙

患者が何か話したそうに近寄ってくるが，何も話さず黙っている．

◎患者の沈黙の理由
「幻聴で何が何だかわからない」
「何から話してよいのかまとまらず話せない」

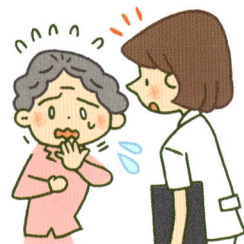

看護師は結論を急いだり，対話をリードしてはいけません

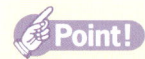 Point!

● 沈黙の理由を考え，患者から話すことを待つ姿勢が大切です．

第2章

場面⑥ 拒否・拒絶

患者にあいさつをしたが無視された.

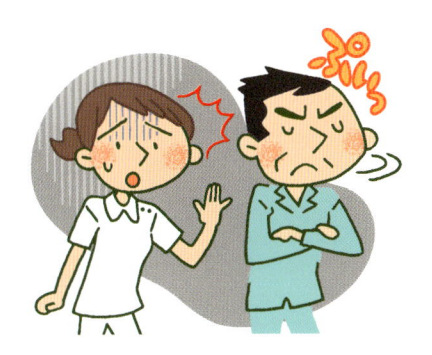

- 新人看護師は自分を拒否されたと思い,その後,患者を避けたい気持ちになりました.
- そのことを先輩看護師に相談すると,「私もさっき無視されたけれど,『なにかありましたか?』と聞くと,『自分は病気じゃないから薬を飲みたくないのに,飲まされていることに腹が立つ』と話してくれたよ」と教えてくれました.
- 病識がないことで,患者は,無理に自分を入院させていると医療従事者を敵視したり拒否していることがあります.
- 新人看護師は,患者の言動の理由を考えないといけないと思いました.

Point!

- まずは拒否や拒絶の理由を考えましょう.患者に直接聞いてみるのもよいでしょう.
- これらの行動はその人の人間性がさせているのではなく,病気がさせているのだという冷静さと思いやりの態度が大切です.

場面⑦ 怒り

患者には盗られ妄想があり,看護師や他患者を泥棒扱いすることがある.

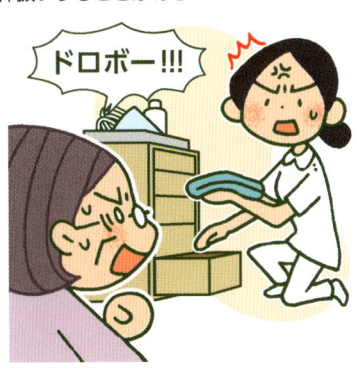

ドロボー!!!

- ベッド周囲の環境整備を行っている看護師に,患者から「あんた,親切そうにしてるけど本当は泥棒なんでしょ.私の衣類を盗んで売りさばこうとしてるんでしょ!」と怒りをぶつけられました.
- よかれと思い行った行為でしたが,看護師は患者に腹立たしく思いました.

Point!

- 怒りの種類や理由をアセスメントし,看護師自身の感情コントロールも行いましょう.

注意! ◎看護師の「陰性感情」を知っておこう[7]

- 陰性感情とは「嫌悪,怒り,憎しみ,不信感」など否定的な感情をいいます.
- 精神科では妄想の対象になったり,患者から怒りをぶつけられることも多く,患者の否定的行動に疲弊し,陰性感情を抱くことがあります.
- そのようなときは1人で抱えず,自分自身の感情をコントロールできるよう,先輩や同僚に相談してチームで取り扱う必要があります.

セルフケアを支える看護[1]

オレムやアンダーウッドはセルフケアを，個人の健康・安寧を維持するための，自己決定を前提とした意図的な行動と定義し，看護は患者の自己決定能力およびセルフケア行動に働きかけることが目標であるとしました．人（成人）は理性的な生活および健康を維持するために自分のセルフケアを行う権利と責任があります．

Point!

- セルフケアを援助するとは，患者が疾患によってこれまでのセルフケアができなくなったときに，セルフケアの不足にはたらきかけ，セルフケア能力を回復させることにあります．そのためセルフケアを補うだけでなく，セルフケア能力の低下を防ぎ，維持増進するためのはたらきかけも必要です．
- セルフケア能力を充実させることは「その人らしい生活」を獲得するプロセスともいえます．
- 精神科看護では，オレムのセルフケア理論を操作化した「オレム・アンダーウッドモデル」が活用しやすいとされています．

基本的欲求を充足させるためのセルフケア6つの領域

空気・水・食物	排泄
● 呼吸は正常か ● 酸素は十分に供給されているか ● 食習慣はどうか ● 食欲はあるか ● 飲水量はどうか ● 過食，拒食はないか ● 嗜好品（たばこ，酒など）はどうか ● 盗食や異食はないか ● 自分でうまく食べられているか ● 妄想などの症状によって阻害されていないか	● 排泄習慣はどうか ● 便秘や下痢，便の性状はどうか ● 尿量，発汗状態はどうか ● 排泄行動は適切であるか ● 飲食物の摂取と排泄のバランスはとれているか ● 排泄はうまくコントロールされているか（薬剤の副作用との関連） ● 頻尿や失禁，尿閉などはないか
体温と個人衛生	**活動と休息のバランス**
● 体温が維持できるか ● 清潔習慣は適切かどうか ● 衣類の調整（季節感・暑さ・寒さ）は適切かどうか ● 更衣，入浴，洗面，髭剃り，化粧はどうか ● 身辺整理，掃除は適切かどうか ● 清潔にしようとする意欲があるか（陰性症状との関連についてもアセスメントする）	● 活動と休息のバランスはとれているか ● 日常の生活行動が遂行できるか（麻痺などはないのに妄想などで行えていないことはないか） ● 睡眠障害はないか ● 過活動（多弁・多動）はないか ● 自閉的であるか ● 適切に身体を動かそうとする意欲があるか（陰性症状との関連についてもアセスメントする）
孤独と付き合い	**安全を保つ＋病気と付き合う能力**
● コミュニケーション能力はどの程度か ● 他者との関係はどうか ● 家族関係はどうか ● 新聞やテレビを見たり，社会の出来事や動向・季節の行事などに関心をもっているか ● 自分の役割についてどのようにとらえているか ● 役割をもっているか	● 自殺企図，自傷，他害行為はないか ● 症状の理解（病識の有無・病気についての知識）はどうか ● 金銭管理（浪費癖，計画性）は適切かどうか ● 薬の管理（服薬状況・知識・頓用薬の理解）は適切かどうか ● 危険を察知したり，回避したりする能力の程度はどうか ● 薬剤の副作用・陰性症状などから，転落や落下などを起こす要因はないか

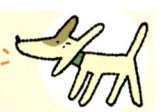

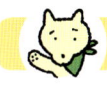 

セルフケア行動を阻害する因子

 Point!

● 精神科の患者は，精神症状や薬物の副作用の影響などで日常生活のしづらさがあります．セルフケアの不足が生じたとき，何が要因となっているのかをアセスメントします．

◎セルフケア行動に影響を及ぼす因子

診断と治療
（予後と必要なケア）

家族情報・
ソーシャルサポート

経済・
社会資源

生活歴・
病歴

身体状態

年齢・性別・
診断・入院期間

精神状態
印象・外見・知覚・欲求・衝動・
感情・気分・注意・記憶・知識・
思考・抽象思考・見当識・
現実検討・判断・意思決定・
行動・自我機能

◎セルフケア行動を阻害する要因[1]

知覚，記憶，注意実行機能が十分にはたらかないため，判断し実行することが不可能

知識がないためセルフケア行動がとれない

セルフケアを行う環境が整っていない，意欲・関心がない

◎セルフケア低下の原因とともに，どこまで回復すればよいかも合わせて考えておく必要があります

● その人が今までどんなふうに生きてきたか，もともともっている能力や習慣はどうか，今後，どんなふうに生きていきたいと思っているかなどを考えながら，回復可能な目安を考えましょう．

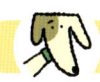

ケアレベル

 Point!

● セルフケアの不足が生じた場合，看護がどのレベルのケアを提供するかを5段階に分けて査定します．「全介助」「部分介助」「声かけ指導」「指示・教育」「自立」などがあります．
● 患者の回復過程に応じてセルフケアレベルを評価し，どのようにサポートするのかについて患者と一緒に考え，個別計画を立て，必要とされる看護を提供していきます．

ケアレベルの具体例[2]

全介助
①1人では何もできない
②本人に能力がない
③拘束のためにその能力がない
④拒食のためにまったく食事を摂らない
⑤強い精神症状により看護師の強い介入が必要である
⑥全面的に介助を要する

部分介助
①ほかの人に世話をしてもらわないと，ほとんど何もできない
②絶えず言語を用いての行動，手順の指示，誘導を必要とする
③全面的に声をかけることで自分でできるときがあるが，それ以外は看護師の全面介助を必要とする

声かけ指導
①セルフケアのおもな部分は自分でできるが，知識，能力に限界があり，部分的な介入が必要である
②声かけを行いはたらきかけがあればできるが，主体性に任せると行動が持続しない
③少し手を貸してあげれば何とかできる
④声をかければできる
⑤全面的に声をかけることによって自分でできる

指示・教育
①助言やときどき相談することによって自分でできる
②セルフケア不足を起こす可能性がある

自立
①セルフケアは自立している
②看護援助を必要としない

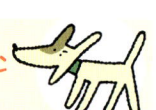

Point!

- まずは患者が自分でどれくらいできているのかアセスメントします．次に不足しているセルフケアを明確にします．それを補うために必要な支援を考えることが重要です．
- 患者が自分でできることまで，看護師が援助してしまうと，患者の力や自信を奪うことになります．患者が行えていることについては，その点をしっかりと言葉で伝え，自信をもってもらい，その人らしさや強みを生かしていくことが精神科における大事な看護です．人と人とのコミュニケーションが重要です．
- オレム・アンダーウッドモデルでは，患者のセルフケアに関する自己決定能力を援助することが最も重要だとされています．
- 自己決定能力およびセルフケア行動に影響を与えるものに自我機能と精神症状がありますが，看護師はこの自己決定能力およびセルフケア行動にはたらきかけることで，結果として自我機能，精神症状の改善にもつながると考えられます．

MEMO　ケアプランは患者と一緒に考えよう

- 看護師は，患者との合意（契約）に基づいて，セルフケアの不足を補うことが基本です．患者との面接で，看護師は専門職としての見立てを示し，必要と思われるケアを提案します．患者は自分の希望を述べたり，提案されたケアを選択することができます．
- 看護師と患者で話し合い，合意（契約）したものが目標やプランになります．ただし，たとえば急性症状の強いときなど，患者の選択能力が低い場合は，看護師が患者に代わって目標やプランを立てることもあります．その際はできる限り同意が得られるよう繰り返し説明します．

リカバリーの実現を支える看護

「リカバリー」とは「自分の人生を取り戻そうとする過程」であり，症状や障害があっても自分の人生を自分らしく生きていくことを追及することです．周囲から見て客観的によくなったと評価することよりも，患者本人が「回復したなぁ」「乗り越えたなぁ」と思えることが大事です．

 ## リカバリーの実現を支える看護

エンパワメント，ストレングス，レジリエンス 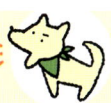 Point!

● リカバリーを実現するためには，自己決定を前提とし，周囲の人（仲間）に支えられながらエンパワメントされることや，ストレングスに注目すること，レジリエンスを高めることなどが大事といわれています[1~3]．

エンパワメント[4,5]

● 「エンパワメント」とは，「本来持っている能力を取り戻していく過程」であり，自分の問題を自分で解決するための力を発揮できるように支援することを意味しています．

● エンパワーされるためには，情報にアクセスできること，選択できる機会をもつこと（自己決定）が大切です．

● 本人が今もっている自分の力（ストレングス）に着目できるように激励したり，本人が自分を信じられないときは，代わってその人の可能性を信じていることを本人に伝え続けたりすることも大切なことです．

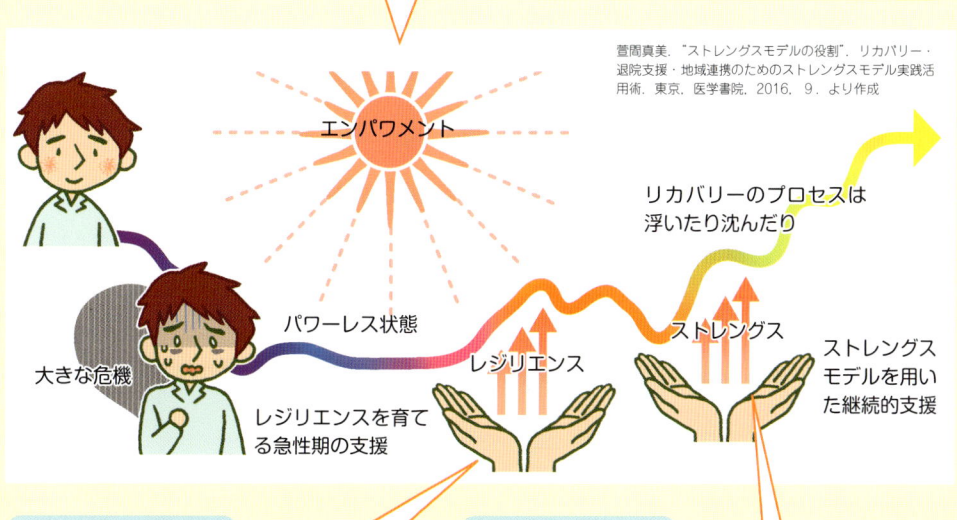

萱間真美．"ストレングスモデルの役割"．リカバリー・退院支援・地域連携のためのストレングスモデル実践活用術．東京，医学書院，2016，9．より作成

エンパワメント

リカバリーのプロセスは浮いたり沈んだり

パワーレス状態

大きな危機

レジリエンスを育てる急性期の支援

レジリエンス

ストレングス

ストレングスモデルを用いた継続的支援

レジリエンス[2,7,8]

● 「レジリエンス」は「弾力性」「回復力」と訳され，危機や逆境などのストレスに耐え，しなやかにはね返し回復していく力，乗り越える力のことをいいます．レジリエンスをもっている人はリカバリーしやすいといわれています．

ストレングス[6]

● 「ストレングス」という言葉には「強み」「力」といった意味があり，その人の性格/性質，技能/才能，環境のストレングス，関心/熱望といった4つのタイプがあります．

リカバリーにおけるストレングスモデルの役割

ストレングスモデルとは

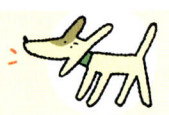

- 「ストレングスモデル」とはその人らしさや強みに焦点を当て，リカバリーを実現していくための支援の方法のことです[6].

事例紹介　Aさん（50歳代，男性）①

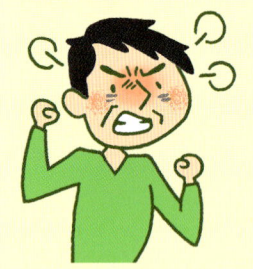

- 統合失調症
- 調子が悪くなると，幻聴や被害妄想から他患者に怒鳴り，トラブルになっている.
- 「退院して1人でゆっくり生活したい！」「早く退院させて！」と訴えるが，地域の住民からは「いつもトラブルを起こすし，帰ってこられたら困る」と退院を反対されている. 看護師も，病棟でもトラブルを起こしているうちは退院できないと考えている.

◎入院時の看護目標と看護計画

《看護目標》
- 他患者とトラブルを起こさない.

《看護計画》
- 幻聴や被害妄想が強いときは頓服を使用する.
- トラブルになりそうなときは介入し，他患者と距離を置けるように環境調整をする.
- トラブルになった原因を振り返り，再び起こらないように指導し，もうしないことを約束する.

- 他者とのトラブルを問題点に挙げ，それを看護師の介入で解決しようとかかわっていた. しかし，トラブルは絶えず，退院できずに1年が経過した. かかわってもかかわってもトラブルを繰り返すAさんに，スタッフも憤りと諦めを感じていた.

◎ストレングス（強み）に着目したカンファレンス
- Aさんへの見方を変えてみようと，ストレングス（強み）に着目したカンファレンスを行った.

《カンファレンスで明らかになったAさんのストレングス》
- 退院して1人でゆっくり生活したいという「希望」を持っている.
- 誰に何を言われても，Aさん自身が退院を諦めていない.
- 自己主張ができる.
- 他者が誰であろうと物怖じしない.
- 1人暮らしの経験がある.
- 何とかしたい（Aさんの希望を叶えたい）と思っている支援者の存在.　など

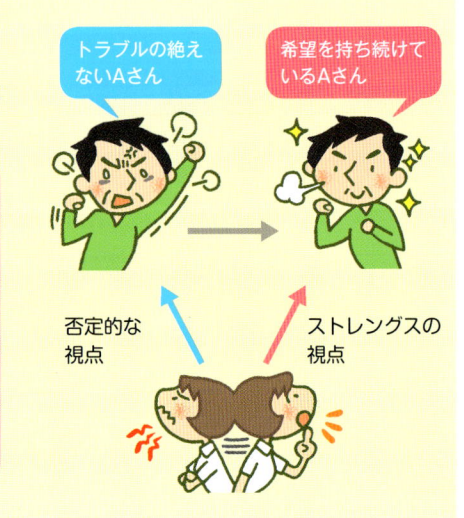

トラブルの絶えないAさん

希望を持ち続けているAさん

否定的な視点

ストレングスの視点

ストレングスに焦点を当て，患者をとらえ直す 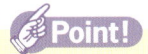 Point!

● 看護師は問題解決思考になりがちですが，患者へのかかわりで煮詰まったと感じたときなど，ストレングスの視点で患者をとらえ直してみると，看護師の陰性感情（→p.29）が和らいだり，「むずかしいな」と諦めを感じそうになっていた気持ちも「何とかならないかな」ともう1回考える機会になったりもします．

事例紹介　　Aさん（50歳代，男性）②

● ストレングスでAさんについて考えると，「トラブルの絶えないAさん」という陰性感情が，「退院を諦めずに希望をもち続けているAさん」へと変わり，この希望を叶えるためにはどうすればいいかと考えるようになった．

● 「他患者とトラブルを起こさない」という目標は看護師の思いであり，Aさん自身はそう思っていないのではないか，Aさんの希望は「退院して1人でゆっくり生活したい」であり，それを叶えるためにどうするかを，Aさんと一緒に考えてはどうかという意見も出てきた．

● そこで，ストレングスモデルを用いて，本人を主役にした看護計画を検討した．目標をAさんの希望である「退院してひとりでゆっくり生活すること」とし，退院後の生活をAさんと一緒にイメージして，その暮らしに必要なこと，今できそうなことをAさんと考えた．

◎ストレングスに注目したカンファレンス後の看護目標と看護計画

《看護目標》
　● 退院してひとりでゆっくり生活すること．
《看護計画》
　● ひとりでゆっくり生活するためには何が必要かをAさんと考える．
　● 地域住民が困っていることを伝え，Aさんはどうしたいか聞いてみる．
　● 被害妄想で他者から迷惑だと怒られたとき，どうすればよいか，Aさんがどうしたいのかを一緒に考える．支援者はAさんが自己決定し，自己解決できるようサポートする．
　● 人付き合いがうまくいかないときや，うまく自己解決できなかったときは，次の対策を一緒に考える．

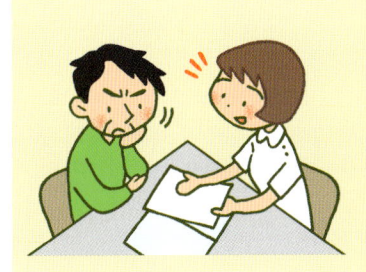

● Aさんの希望を叶えるための看護計画に変化したことで，Aさん自身も現実と向き合うようになり，自己決定，自己解決するようになってきた．そんなAさんを見て看護師も，諦めていた退院について，少しずつ現実的に考えられるようになった．

リスクマネジメントと行動制限最小化看護

2004年の診療報酬改定で「医療保護入院等診療料」が新設され、算定要件として院内に行動制限最小化委員会の設置が義務付けられました．このことで行動制限最小化の考え方が広がっていきました．

 ## 精神科における行動制限の位置づけ

 **Point!**

- 精神保健福祉法で「行動制限」にあたるものは，隔離・身体拘束・通信制限・面会制限です．
- 広義には向精神薬による過剰な鎮静（化学的拘束）・持ち込み物の制限・ことばによる制止や制限（スピーチロック）なども人の行動を制限することに当たるため，「行動制限」に含まれます．
- 「行動制限」を行うときには，法的根拠や妥当性，人権や倫理に配慮しているかなどを多角的に考えることが大切です．

 ## 行動制限最小化委員会とは[1)]

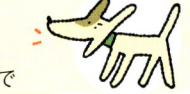

Point!

- 行動制限最小化委員会の構成メンバーには医師，看護師，精神保健福祉士は必須ですが，病院によっては，事務職，弁護士，患者代表，家族代表などをメンバーに加えて運営しているところもあります．
- 行動制限最小化委員会の取り組みは病院ごとに異なります．

行動制限最小化委員会の取り組みの例

- 行動制限に関する一覧性のある台帳に基づいて行動制限患者を把握する
- 行動制限状況の適切性や妥当性について検討する
- 行動制限最小化に向けて個別事例について検討する
- 全職員に向けて行動制限最小化に関連した研修会を開催（2回/年）する　　　　など

MEMO　　行動制限一覧性台帳

- 行動制限一覧性台帳とは，行動制限中（または実施していた）の患者氏名や入院形態，行動制限期間を1か月ごとに記録したもののことです．行動制限の期間が可視化できるので，カンファレンスなどでその情報を活用し，行動制限最小化に役立てることもできます．

行動制限一覧性台帳の例

○年○月度

No	患者氏名	病棟	入院日	入院形態	行動制限開始日	1	2	3	4	5	6	7	8	9	10
1	○○○○	△△	X年Y月Z日	医療保護	A年B月C日	⇒	⇒	⇒	⇒	⇒	⇒	⇒	⇒	⇒	⇒
2							隔離	⇒	⇒	⇒	⇒	⇒	⇒	⇒	⇒
3						拘束	⇒	⇒	⇒	⇒	⇒	⇒	⇒	⇒	
4						⇒			⇒						

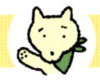 ## 行動制限最小化の実際[2]

必要性や継続の妥当性を考える  Point!

- 行動制限を開始したときの要件（理由）を把握しておき，どのようになれば解除するのかあらかじめ決めておくことが大切です．

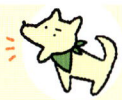

◎行動制限中に新たに問題となることが発生すると，そもそもの要件と問題がすりかわってしまうことがあり，それが行動制限が長期化する要因の一つです．

アセスメントの視点の共有

- 行動制限中にアセスメントする視点を看護師間で統一しておくことが大切です．視点の共有がなければ個々に判断基準が違ってきます．

行動制限中の患者に対するアセスメントの視点

精神症状に対するアセスメント
- 行動制限開始時の精神症状と現在を比較し，どのように変化しているかアセスメントします．
- 精神症状評価尺度があれば（BPRS※やPANSS※など），それを用いて評価するとよいでしょう．

対人関係スキルに対するアセスメント
- 精神症状の悪化によってコミュニケーションがうまく図れず，他者とトラブルになることもあります．また医療従事者に対しても攻撃的になることがしばしばみられます．
- 治療経過とともに，他者とコミュニケーションがうまく図れるようになってきたか，観察することが大切です．

セルフケア能力に対するアセスメント
- 精神症状の悪化によって低下したセルフケア能力が改善しているかを観察します．

身体機能に対するアセスメント
- 脱水や栄養状態の低下は，精神症状の悪化による拒否や，食事に集中できないことで生じることがあります．また行動制限による物理的要因によって生じることもあるので，十分に注して観察し，対応することが必要です．
- 身体機能が悪化すると，せん妄や認知機能低下が生じるなど，精神症状がさらに悪化する可能性があります．
- バイタルサインに加えて，水分のin／outチェック，排便状況，錐体外路症状などの薬物の副作用，採血データの確認も十分に行っていく必要があります．

現実検討能力に対するアセスメント
- 精神症状の悪化に伴って，現実検討能力が低下していることが少なくありません．
- 患者本人が現在の自分の状況をどのように把握し，受け止めているか，また約束を守れているかといった様子から，現実的に物事を考えられているかを判断します．

※BPRS：brief psychiatric rating scale：簡易精神症状評価尺度
※ PANSS：positive and negative syndrome scale：陰性症状評価尺度

代替方法を考える 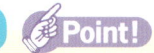 Point!

- 行動制限に代わる方法をつねに検討していく必要があります．とくに長期間の身体拘束は二次的な身体合併症を起こすリスクも高くなります．
- 代替方法を考えるときには，「環境・人・かかわり方」の視点で話し合うことでスムーズにいくことがあります．

環境
- ●療養環境を工夫してみる

人
- ●対応する人や人数を考える

かかわり方
- ●対応時間や説明方法などの工夫，開放観察を活用する

代替方法の一例

◎「環境」と「かかわり方」の工夫で，身体拘束解除に成功した例

- 点滴時に抜針の恐れがあっため身体拘束をしている患者に対して，点滴ルートを衣服の袖に沿わせ，患者から見えないようにしました．視界に入らないため，患者も点滴ルートを気にしなくなり，身体拘束を解除できました．

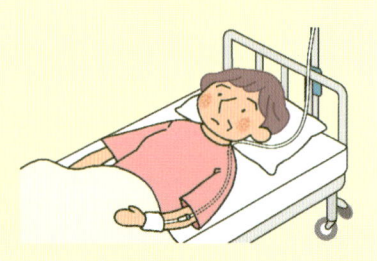

用語解説

開放観察
- 開放観察とは，「行動制限開始時に比べ症状は改善されてきたが，いまだ不安定であり，行動制限を解除することが困難と判断される患者で，一定時間，行動制限を解除して症状を観察する」こと[3]．

話し合う機会を設ける  Point!

- 行動制限中の患者については，最小化や解除に向けたカンファレンスを頻回に行うことが必要です．1人で考えていても解決策を見出すことはむずかしいため，複数人や多職種で話し合うことで，新たな発想や試みができることが多いです．
- 精神看護専門看護師や精神科認定看護師のように専門的知識をもったスタッフがいれば，活用するのも一つの方法です．

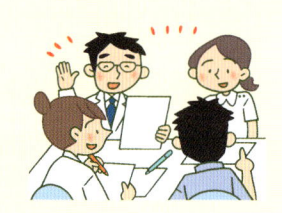

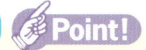 行動制限を行う場合のケア

◎さまざまな方法を試みても，患者の安全確保のためにやむを得ない場合，行動制限を行うことがあります．行動制限には大きく分けて，隔離と身体拘束があります．

隔離とは[4] 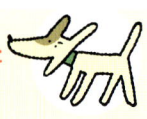 Point!

- 隔離とは，「内側から本人の意思によっては出ることができない部屋の中に1人だけ入室させること」を指し，患者をほかの患者から遮断する行動制限をいいます．
- 患者本人または周囲の人々へ危険が及ぶ可能性が高く，隔離以外ではその危険を回避することが著しく困難であると判断された場合に，その危険を最小限に減らし，本人の医療または保護を目的として行われます．
- 制裁や懲罰あるいは見せしめのために行われてはいけません．

隔離時のポイント

- 隔離の要否は，医師の判断で行います．看護師の判断で隔離してはいけません．
- 12時間を超える隔離は，精神保健指定医（→p.125）の判断が必要です．
- 隔離を行ったときには，その理由と隔離を開始した日時，解除した日時を診察録に記載する必要があります．
- 隔離が漫然と行われないように，医師は原則として少なくとも1日1回は診察を行います．
- 隔離室に2人以上の患者を入室させてはいけません．
- 隔離を行っている間でも，定期的な会話などの臨床的観察が必要です．
- 適切な医療または保護が確保されなければならず，洗面・入浴・掃除など，患者と部屋の衛生の確保に配慮します（この場合は，看護師の判断で隔離を一時中断できる）．

これも覚えておこう！

- 患者本人の希望で隔離室に入室させることもありますが，この場合は隔離にあたりません．
- ただし，本人の意思による入室である旨の書面を得る必要があります．

隔離室入室時のケア

- 15～30分間隔を目安に観察のために訪室し，見守っている旨の声かけをします．
- どのようになったら隔離解除になるか，目標をはっきり伝えます．
- 水分補給や身体の清潔援助など，生理的欲求には迅速に対応します．
- 隔離室への入室は，スタッフの安全確保のため，原則2人以上で行います．

隔離室入室時のポイント

- 隔離室入室は，患者の興奮が激しく，自傷・他害の可能性が高いため，保護と安全のため行われることがほとんどです．
- バイタルサインや全身のチェック（傷・打撲の有無）を行い，義歯，指輪，ネックレスなどは除去し，当面必要でないものは家族に返却します．

身体拘束とは[5] 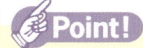 Point!

 その❶ ◎**身体拘束の定義と前提**
- 身体拘束とは，隔離と観察だけでは患者の生命の危険や重大な身体損傷を防ぐことができない場合に選択される処置です．
- 身体拘束は代替方法が見いだされるまでの間のやむをえない処置であり，できる限り早期の解除に努めなければなりません．

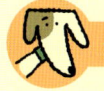 **その❷** ◎**目的**
- 患者の生命の保護や，重大な身体損傷の防止のためであって，制裁や懲罰であってはいけません．

 その❸ ◎**方法**
- 身体拘束のための特別に配慮した拘束帯を使用します．

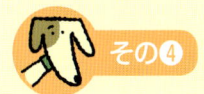 ◎**対象となる患者**
- 以下のような場合に，身体拘束を検討します．
  ①自殺企図，または自傷行為が著しく切迫している．
  ②多動または不穏が著明である．
  ③精神障害のために，そのまま放置すれば患者の生命にまで危険が及ぶ恐れがある．

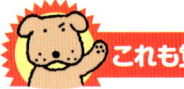 **これも覚えておこう！** ┊┊┊┊ **身体拘束を受ける患者へのケア** ┊┊┊┊┊┊┊┊┊┊┊┊┊┊┊┊

- なぜ，今，拘束が必要かをわかりやすく説明します．また，どのような状態になったら拘束が解除になるか，目標をはっきり伝えます．
- 5〜15分間隔を目安に頻回に訪室し，安全かつ適正に拘束できているか観察します．精神状態や拘束部の麻痺・拘縮・浮腫・皮膚の損傷や，呼吸障害などが起きていないか確認します．
- 拘束が長期に及ぶ場合は，褥瘡や便秘・肺血栓塞栓症を生じないように注意が必要です．そのため，体位変換や下肢の運動・マッサージを行います．
- 日常生活をほぼ介助し，患者が生理的欲求を遠慮なく伝えられるような配慮が必要です．

MEMO　身体拘束 当院独自の取り組み

- 近年，身体拘束を含む行動制限は，人権擁護や倫理的観点から最小化していく方針が国からも示されています．施設ごとに行動制限最小化委員会を中心に取り組んでいますが，厚生労働省の調査でも身体拘束の件数は増加を続けています．
- 国内外を問わず，身体拘束では生命にかかわる事故が報告されています．不動による肺血栓塞栓症だけでなく，体幹拘束時にベルトの締め方が適切でなかったためにベッドから宙づりとなり，腸管壊死となった事例も報告されています．
- こうした拘束の手技の未熟さによる事故報告を受けて，当院では正しい身体拘束技術の獲得のため，2010年より身体拘束マスター制度（資格制／R〔restraint〕マスター制度）という独自の院内制度を導入しています．

目的

❶ 安全で適切な身体拘束手技の徹底
❷ 実技試験を実施し，Rマスター資格の認定
❸ 身体拘束に対する真摯な態度と，人権擁護意識の醸成

Rマスター制度の実際

- 資格取得には，委員会が実施する検定に合格が必要です．
- 実技検定は，10分以内に四肢・体幹・肩の拘束を患者役に実施します．手技だけでなく倫理的配慮を含めて試験官2人がそれぞれ確認し，実技検定合格後に口頭検定を行います．
- 口頭検定では，身体拘束時に注意するべき点が問われます．
- 実技検定，口頭検定ともに合格すればRマスターの資格が授与されます．資格取得者のみが身体拘束を実施できます（3年ごとの更新制）．

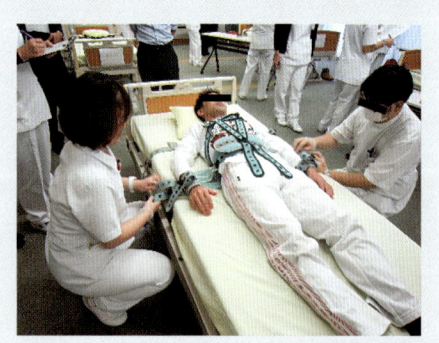

※写真はモデル

引用・参考文献

【精神科看護におけるコミュニケーション】

1) 小宮敬子ほか. "ケアの原則／ケアの方法". 精神看護学 2：精神看護の展開. 第 5 版. 武井麻子ほか編著. 東京, 医学書院, 2009, 10-25, (系統看護学講座, 専門分野Ⅱ).

2) 一般社団法人日本精神科看護協会ホームページ. "精神科看護の定義". http://www.jpna.jp/outline/define.html (2019/9/27 閲覧).

3) IVR 看護研究会. "短い時間でのラポール形成（解説）". http://igs-kankan.com/article/2018/04/001107/ (2019/9/27 閲覧).

4) 城ヶ端初子. "パブロウの看護理論". やさしい看護理論. 改訂 2 版. 大阪, メディカ出版, 2005, 29-30, (メディカ・マイブックシリーズ, 1).

5) 萱間真美. "はじめに". 精神科ナースのアセスメント＆プランニング books：家族ケア. 日本精神科看護協会監修. 東京, 中央法規出版, 2017, ⅱ.

6) 鹿島清五郎監修. "精神科看護におけるコミュニケーション：ビデオに学ぶコミュニケーション技法". (ワンバート社メディックスマニュアルシリーズ).

7) "患者―看護師関係における感情体験". 前掲書 1), 43-4.

【セルフケアを支える看護】

1) 特殊社団法人日本精神科看護技術協会政策・業務委員会編. "セルフケア・アセスメント". 精神科看護ガイドライン 2011. 東京, 精神看護出版, 2011, 8-9.

2) 粕田孝行. "オレム理論の操作化（オレム／アンダーウッド理論）". セルフケア看護アプローチ. 第 2 版. 野嶋佐由美監修. 名古屋, 日総研, 2005, 44.

【リカバリーの実現を支える看護】

1) 野中猛. "リカバリー 3 つの概念／リカバリー構成要素". 図解リカバリー：医療保健福祉のキーワード. 東京, 中央法規出版, 2011, 37, 47,

2) 武井麻子. "回復（リカバリー）を支える力「レジリエンス」". 精神看護学 1：精神看護の基礎. 第 5 版. 東京, 医学書院, 2017, 49-51, (系統看護学講座, 専門分野Ⅱ).

3) 萱間真美. "ストレングスモデルの役割：ストレングスモデルは「リカバリー」のために". リカバリー・退院支援・地域連携のためのストレングスモデル実践活用術. 東京, 医学書院, 2016, 9-10.

4) 池田和恵ほか. 「エンパワーメント」概念の活用状況：文献検討を通して. 静岡県立大学短期大学部研究紀要 (24-W). 2010, 1-8.

5) マーク・レーガン. "リカバリーの段階を考える". ビレッジから学ぶリカバリーへの道：精神の病から立ち直ることを支援する. 前田ケイ監訳. 東京, 金剛出版, 2005, 29.

6) チャールズ・A・ラップほか. "ストレングスアセスメント：個人の健康的な部分を展開する". ストレングスモデル：リカバリー志向の精神保健福祉サービス. 第 3 版. 田中英樹監訳. 東京, 金剛出版, 2014, 130-5.

7) 萱間真美. "ストレングスモデルの役割：ストレングスモデルは「リカバリー」のために". リカバリー・退院支援・地域連携のためのストレングスモデル実践活用術. 東京, 医学書院, 2016, 13.

8) 飯野雄治ほか. "レジリアンス発見の歴史". リカバリーの学校の教科書：精神疾患があっても充実した人生を送れます！. 2012, 東京, EDITEX, 36.

【リスクマネジメントと行動制限最小化看護】

1) 大野勇二. "行動制限を最小化する看護マネジメント". 行動制限最小化看護. (社) 日本精神科看護技術協会監修. 東京, 精神看護出版, 99-108, (実践 精神科看護テキスト, 10).

2) 畠山卓也. "隔離・拘束早期解除のためのアセスメント". 前掲書 1). 133-40.

3) 厚生省保健医療局国立病院部政策医療課. 精神保健福祉法の運用マニュアル. 2000 年 4 月

4) 関根理絵ほか. "隔離". 精神科Ⅱ. 川野雅資編. 東京, 中央法規出版, 2017, 229-35, (看護観察のキーポイントシリーズ).

5) 福田浩美. "拘束". 前掲書 4). 216-28.

第 2 章

MEMO

第 3 章

統合失調症

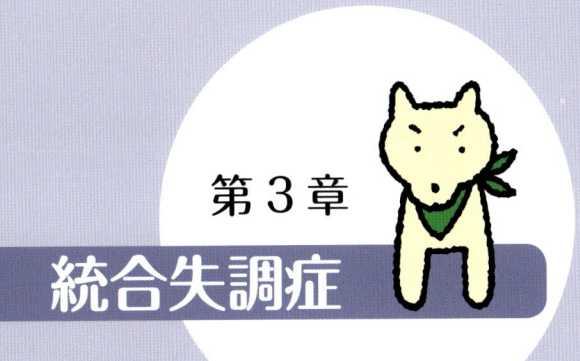

統合失調症とは[1]

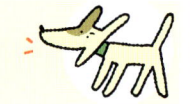

統合失調症の症状

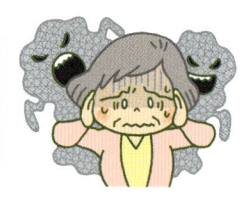

陽性症状

幻覚（とくに幻聴・幻視）	● 実際に存在しない声が聞こえたり，物が見えたりする
妄想（被害関係妄想・誇大妄想など）	● 外から害を与えられて苦しめられているという妄想や，自分を実際より過大評価する妄想
滅裂思考	● 統一性のない言葉や，意味を構成しない話をする

陰性症状

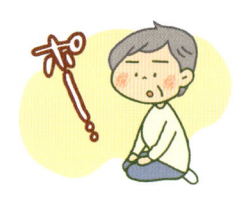

感情鈍麻	● 周囲の出来事に無関心．大きな感情変化を示さない
意欲の低下	● 活動力が低下して，無気力で自閉的
思考の貧困化	● まとまりが悪いような発言

認知機能障害

注意の障害	● 情報や刺激を選んで注意を向けることができない ● 同じ仕事を短時間しか続けられない
概念形成の障害	● 物事を概念化できないため，過去の類似の体験に基づいた対応ができない
実行機能の障害	● 何から手をつけてよいかわからないなど，臨機応変に対応できない

統合失調症の病型[2]

● 統合失調症は，症状の現れ方や経過などから，破瓜型（はか），緊張型，妄想型，単純型などに大別されます．ただし，これらに分類できないタイプも少なくありません．
● DSM-5ではこの分類は撤廃されていますが，臨床的には理解しやすいです．

	特徴	好発年齢
破瓜型	感情鈍麻，意欲の低下・自閉	15～25歳
妄想型	幻覚，妄想	30歳前後
緊張型	急性の興奮，混迷	20歳前後
単純型	陰性症状が強く，破瓜型より陽性症状が少ない	20歳前後

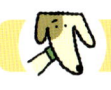 ## 統合失調症の経過

発症様式と時間経過[3]

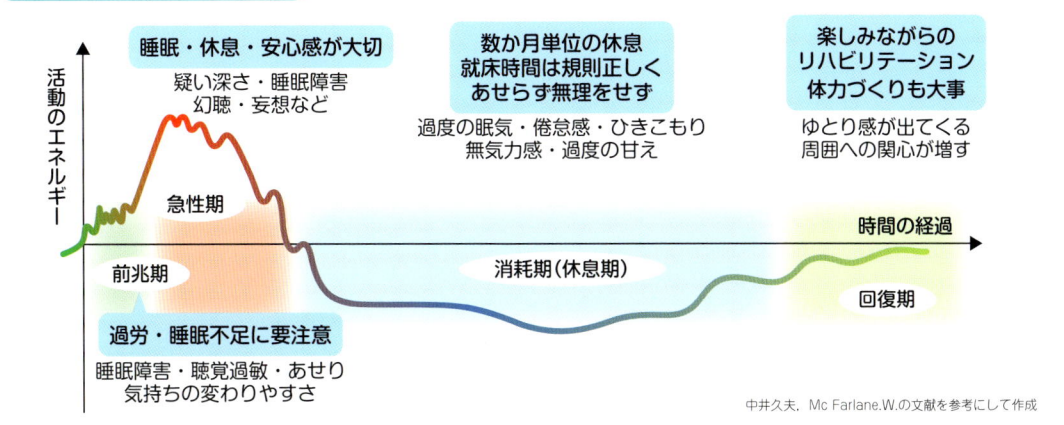

睡眠・休息・安心感が大切
疑い深さ・睡眠障害
幻聴・妄想など

急性期

**数か月単位の休息
就床時間は規則正しく
あせらず無理をせず**
過度の眠気・倦怠感・ひきこもり
無気力感・過度の甘え

**楽しみながらの
リハビリテーション
体力づくりも大事**
ゆとり感が出てくる
周囲への関心が増す

活動のエネルギー

時間の経過

前兆期

消耗期（休息期）

回復期

過労・睡眠不足に要注意
睡眠障害・聴覚過敏・あせり
気持ちの変わりやすさ

中井久夫，Mc Farlane.W.の文献を参考にして作成

症状の現れ方と経過

Point!

● 統合失調症の症状の現れ方や経過は人によってさまざまですが，一般的には，前兆期，急性期，消耗期（休息期），回復期という4つの段階で経過するといわれています.

● これらは一方向に進むのではなく，消耗期（休息期）や回復期に病気を誘発するようなストレスがかかると再発することもあります.

● 一般的に，急性期は数週間単位，消耗期（休息期）は数週間～数か月単位，回復期は数か月～数年単位で経過するとされています.

前兆期	● とくに目立った症状はないが，何となく変と感じる. ● 眠れなかったり，イライラしたり，集中力が低下するなどの症状が続く.	

急性期	● 幻覚や妄想など不思議な体験をする（おもに陽性症状が出現）. ● 自分のなかで何か変と感じながら，自分が病気と思えず，他人から見ておかしな行動をすることがある. ● 周りの出来事に敏感になり，不安や緊張を強く感じたりする.	

消耗期（休息期）	● 幻覚や妄想などの目立った症状は少なくなる. 元気がなくなったり，やる気が起こらなくなったりする（おもに陰性症状が出現）. ● 急性期に心と身体のエネルギーをたくさん使ったことが原因と考えられるので，薬を飲み続けながら，ゆっくり十分に休むことが必要.	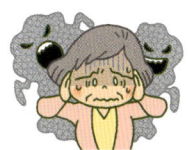

回復期	● 少しずつ元気が出てきて心も身体も安定してくる. ● 焦らず，ゆっくりと生活の範囲を広げていく. ● 再発予防のために薬を忘れずに飲むことが大切.	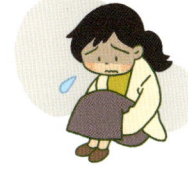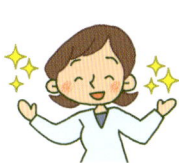

急性期患者の看護[4]

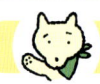 入院時に大切なこと

 看護のポイント 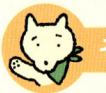 Point!

その❶

◎最初の入院が大切
- 精神科の入院は患者の人権の面からも，法律に従い正しい手順で行わなければなりません．
- 最初の入院次第で，その後の治療関係・回復に大きく影響します．そのため最初の入院時の対応は重要です．

その❷

◎非自発的入院を避ける努力が必要
- 自分は病気でないと言い張る人も，実際は心身ともに疲れ，助けを求めていることが多いです．
- 十分に時間をかけて話し合えば，納得して入院することは不可能ではありません．

その❸

◎どんな場合でも理由を説明する
- 本人の意思に反した入院であっても，そうする理由や，どういう状態になれば強制でなくなるかを説明します．
- 人権上の配慮と同時に，治療的な配慮も求められています．

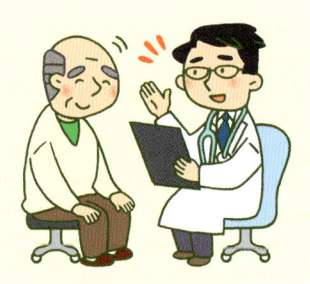

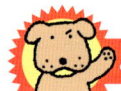 これも覚えておこう！ ┈┈ 入院は長いプロセスの1つの局面 ┈┈┈┈┈┈

- 患者は脆弱性を抱えつつ，障害と折り合いをつけながら生きていくことになります．
- 患者にとって入院は，病の経験の一つに過ぎません．これまで生きてきた体験が退院後の生き方につながります．入院は人生のプロセスの一部といえます．
- 入院は症状を緩和するだけでなく，人間関係や問題への対処方法を学び，その人にとっての生きにくさを乗り越える力を高めていく機会でもあります．

事例紹介　Bさん（30歳代，男性）①

- 両親と三人暮らし　● 大人しい性格で，勉強が得意

◎入院のきっかけ
- 大学に入学するが，友人とうまく付き合えず中退．
- 中退後から幻聴・妄想が出現し，母親に連れられて病院を受診する．内服薬開始．
- 仕事に就くが失敗が続き退職．その後，引きこもりとなり，怠薬するようになる．
- 幻聴・妄想が活発になり，夜間不眠となる．
- 母親への暴言がみられ，物を壊す，壁を叩くなどの行為が出現．保健所に相談すると入院を勧められる．
- 両親に連れられて外来受診後，医療保護入院となる．

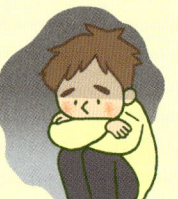

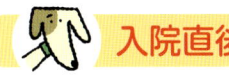 ## 入院直後

暴力リスクへの対応

リスクアセスメント用紙

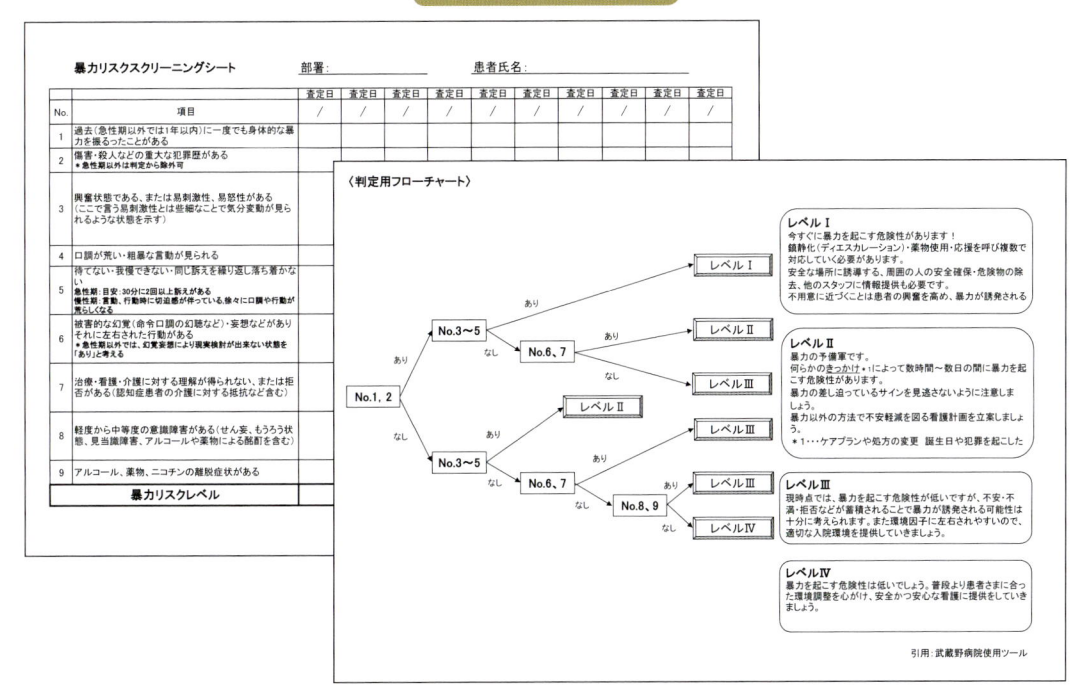

暴力リスクスクリーニングシート　部署：　　　　患者氏名：

No.	項目	査定日 /	査定日 /	査定日 /	査定日 /	査定日 /	査定日 /	査定日 /	査定日 /	査定日 /	査定日 /
1	過去（急性期以外では1年以内）に一度でも身体的な暴力を振るったことがある										
2	傷害・殺人などの重大な犯罪歴がある ＊急性期以外は判定から除外可										
3	興奮状態である、または易刺激性、易怒性がある（ここで言う易刺激性とは些細なことで気分変動が見られるような状態を示す）										
4	口調が荒い・粗暴な言動が見られる										
5	待てない・我慢できない、同じ訴えを繰り返し落ち着かない 急性期：目安：30分に2回以上訴えがある 慢性期：言動、行動時に切迫感が伴っている様々に口調や行動が荒らくなる										
6	被害的な幻覚（命令口調の幻聴など）・妄想などがありそれに左右された行為がある ＊急性期以外では、幻覚妄想により現実検討が出来ない状態を「あり」と考える										
7	治療・看護・介護に対する理解が得られない、または拒否がある（認知症患者の介護に対する抵抗など含む）										
8	軽度から中等度の意識障害がある（せん妄、もうろう状態、見当識障害、アルコールや薬物による酩酊を含む）										
9	アルコール、薬物、ニコチンの離脱症状がある										
	暴力リスクレベル										

〈判定用フローチャート〉

（フローチャート本文）

レベルⅠ
今すぐに暴力を起こす危険性があります！
鎮静化（ディエスカレーション）・薬物使用・応援を呼び複数で対応している必要があります。
安全な場所に誘導する、周囲の人の安全確保・危険物の除去、他のスタッフに情報提供も必要です。
不用意に近づくことは患者の興奮を高め、暴力が誘発される

レベルⅡ
暴力の予備軍です。
何らかのきっかけ・*によって数時間～数日の間に暴力を起こす危険性があります。
暴力の差し迫っているサインを見過さないように注意しましょう。
暴力以外の方法で不安軽減を図る看護計画を立案しましょう。
＊*…ケアプランや処方の変更　誕生日や犯罪を起こした

レベルⅢ
現時点では、暴力を起こす危険性が低いですが、不安・不満・拒否などが蓄積されることで暴力が誘発される可能性は十分に考えられます。また環境因子に左右されやすいので、適切な入院環境を提供していきましょう。

レベルⅣ
暴力を起こす危険性は低いでしょう。普段より患者さまに合った環境調整を心がけ、安全かつ安心な看護に提供していきましょう。

引用：武蔵野病院使用ツール

Point!

● 「暴力リスクスクリーニングシート」（上）の結果を，「判定用フローチャート」（下）に当てはめ，暴力リスクレベルを判定します．

● ほかには，「The Broset violence checklist」（BVC／24時間での暴力行為の予測を助ける簡便なチェックリスト）などもあります[5]．

暴力リスクが高いときの対応

☐ 緊急時は1人で対応せず，スタッフの応援を呼ぶ

☐ 近づくときはゆっくりと近づく

☐ 相手に緊張感を与えないようにする

☐ ある程度の距離をとることも必要

事例紹介　Bさん（30代歳，男性）②

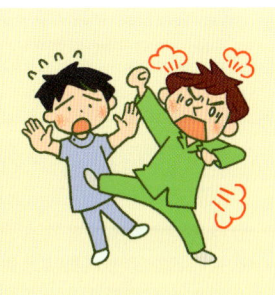

◎入院直後の様子
● スタッフが複数人でBさんに付き添い，病棟に到着する．
● Bさんは「なんでこんなところに連れてくるんや」と大声で叫び，スタッフを足で蹴ろうとする行為がある．精神科指定医から診察にて隔離の指示がある．
● スタッフは応援を呼び，4人体制で距離を保ち，なだめながら接近し，隔離室へ誘導，入室してもらう．入室後は，危険物がないか確認する．

◎隔離室でのBさんの様子
● スタッフ2人以上で訪室すると，「ここから出してください」と不満げに訴える．
● スタッフから，頻回に訪室することや，興奮や不穏が落ちつけば隔離を解除すること，何かあればナースコールを押してほしいことを伝える．
● 先ほど興奮していたこともあるため，脱水予防のため水分補給もしてもらう．

入院時カンファレンス [4, 6]

入院時カンファレンスの目的

Point!

● 入院時カンファレンスでは，入院に至った要因や入院の目的を把握します．

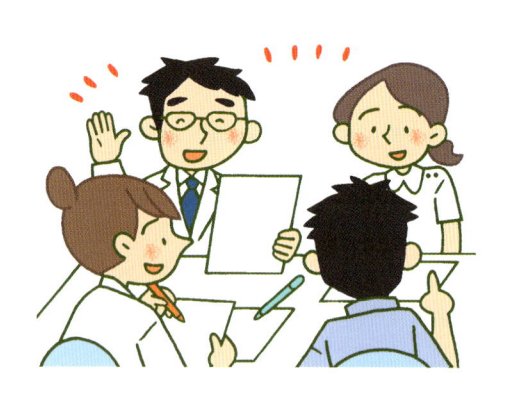

◎入院に至った要因の例
● 仕事がうまくいかなかったストレス
● 退職せざるを得なかったショック
● 服薬の中断
● 症状の増悪と夜間不眠
● 家族への暴力と破壊行為　　など

◎入院の目的の例
● 静かで安心できる環境
● 心身ともに休息できる環境
● 症状緩和と治療への参加
● 多職種による治療プログラムを受ける
● 生活リズムの立て直し　　など

カンファレンスを行うときのポイント　**Point!**

● 単なる情報伝達の場ではなく，スタッフが不安や疑問を自由に表出でき，互いを支え合うような場でなければいけません．
● 看護師1人で振り返るだけではわからないことに対して，客観的な第三者の視点から，思いもよらないような発見があることもあります．

MEMO　カンファレンスの種類による目的の違い

日々のカンファレンス
● 急性症状の患者には毎日カンファレンスを開催し，治療の経過と精神症状のアセスメントをします．
● 患者理解を看護師間で共有し，解決策を見いだしたり，ケアを統一できるようにすることが目的です．

多職種カンファレンス
● 看護師以外の職種（医師・公認心理師・PSWなど）も参加して行うカンファレンスです．
● 患者理解を深め，治療やケアを展開し治療の方向性を決定していくことが目的です．

MEMO　入院時検査 [7, 8]

● 精神障害を有する患者が，身体疾患の治療を受けていることは少なくありません．
● 患者の訴えや精神症状の原因となりうる身体的な病的状態や疾患の有無，精神科薬物療法をどのように進めるか判断するためにも，採血やX線・心電図など，入院時に必要な検査があります．

クリニカルパスの活用

👆 Point!

● 標準的な医療の提供，チーム医療の強化のためにクリニカルパスを活用します．
● パスには患者用と医療従事者用があり，患者用パスを用いて患者面接を行い，患者も治療に参画できるように活用します．
● 医療従事者用のパスによって，新人ナースでも中堅ナースでも標準的に多職種チームでケアを提供するのに役立ちます．

精神科急性期治療パス（患者用）

退院までのご案内　　　　　　　　　様

| 担当医 | 精神保健福祉士 | 臨床心理士 |
| 看護師 | 退院後生活環境相談員 | 作業療法士 |

	入院	急性期	回復期	退院準備期
治療		・医師と面談し，治療方針を確認しましょう		・通院先を決めましょう
くすり		薬物療法―今までの薬の整理と症状に合わせた薬物療法を始めます	・服薬の自己管理を始めましょう　服薬指導	・退院後も継続的な服薬が必要です　・服薬内容の疑問があれば入院中に解決しましょう
家族		・入院前の生活や入院に至った経過を看護師に伝えましょう　・希望や思いを看護師に伝えましょう　家族面接	・心理教育に参加し，対処方法を理解しましょう　・病気について知りましょう　家族面接	・継続的な関わりの必要性を理解しましょう　・外泊中の様子を看護師にお知らせ下さい　家族面接
行動と入院生活		・充分な休息を心がけましょう　・体調が悪いときや気分のすぐれないときは看護師に伝えましょう　スタッフと外出や買い物	・休息を続けましょう　・気分の良いときには積極的にデイルームに出て生活のリズムを整えましょう　一人で外出　外泊計画	・外出・外泊を始めましょう　・外泊で退院後の生活を体験し，日常生活での不安な点を確認・相談しましょう
リハビリテーション		病状に応じて，リハビリテーションの検討をします．スタッフと一緒に計画していきましょう　個人OT　病棟OT	心理教育　病気との付き合い方について少しずつ勉強していきます　生活能力を改善するために作業療法に参加しましょう	

精神科急性期治療パス（医療従事者用）

精 神 科 急 性 期 治 療 パ ス

| 患者氏名 | | 主治医 | | 担当看護師 | | 臨床心理士 | | 担当OT | | 担当PSW | | 退院後生活環境相談員 | |

| 回復の目安 | □治療に参加することができる（薬の服用が可能）　□夜間十分睡眠がとれる　□安心して休息ができる | □生活リズムの回復　□他者と少しずつ関わりを持つことができる　□退院後の生活を具体的に考えることができる | □病気を理解することができる　□服薬管理ができる　□生活の拡大を図っても安心できる　□様々な人と出会ったり，活動しても安心できる　□他の患者さんと穏やかに過ごせる | □病気・症状に対する対処法を知っている　□生活のリズムが安定している　□継続治療の意義を持つことができる　□セルフケアの改善　□社会資源を活用することができる |

	入院 /	1週目	2週目	3週目	4週目	5週目	6週目	7週目	8週目	退院
医師	診断と治療方針決定　診察　薬物療法・精神療法　病状説明（本人・家族）　検査（X-P・血液検査・ECG等）				外出の判断・指示	外泊の判断・指示	退院前訪問看護指示		退院後のフォロー内容の指示　紹介状・退院処方	退院の決定
	リハビリテーションの計画　同伴外出　単独外出　外泊の実施と評価				必要に応じて多職種カンファレンス					
					□外泊に向けた面接	□外泊	□外泊		□外泊	
看護師	家族への支援	□家族面接（家族が治療に参加することの意味を伝える）□家族面接（病気と治療についての理解）　□家族の思いや家族状況の確認	□入院前の生活や入院に至った経過の聴き取り	□家族面接（患者さんとの関わり方について）						
	病状の把握	□症状アセスメント（精神症状・身体状況）	□症状アセスメント		□退院後の生活と社会資源の利用について確認　□症状アセスメント					
	セルフケアの支援	□セルフケアアセスメント（不足を補う）	□セルフケアアセスメント		□セルフケアアセスメント					
	服薬指導	□服薬援助	□服薬指導		□服薬管理を計画的に進める					
	心理教育		□心理教育		□心理教育					
	退院調整	□患者の希望や思いのアセスメント　□入院に至った要因の特定　□入院目的の把握	□患者の可能性（強み）の抽出と評価　□病状・不安に対する対処について話し合う　□退院する上での問題の抽出		□退院後の生活上の不安について聴く　□危機機状態に陥ったときの対処を話し合う　□地域生活移行プログラムの立案		□地域支援者への情報提供　□退院準備（退院前訪問看護・退院指導）□退院後の地域支援者との連携			
退院後生活環境相談員	患者・家族のニーズに沿った生活支援　地域連携	患者・家族への入院時面接　退院を想定した患者の課題・ニーズの把握アセスメント		患者・家族面接　ニーズに合わせた社会資源の案内　地域支援者との連絡調整			□地域支援者を含めたカンファレンス　□退院後の治療環境調整			
心理	心理教育　カウンセリング　集団心理療法	診断補助	カンファレンスでスタッフへ検査結果フィードバック		心理面接　心理教育		退院後の治療環境調整			
作業療法士	生活リズムや生活能力の改善　健康維持・体力づくり　対人関係の改善　感情のコントロール	安心・安全の保障　□ウィークポイントやリスクの確認　□OT導入時期の検討　□個別OT　□病棟OT	季節感，現実感の回復　身体感覚の回復　□病棟OT場面と病棟生活の情報交換　□病棟OT	心身の体力づくり　□個人OT導入時期の検討　□リスク管理　□個人OT	退院後の生活を想定したりハビリテーション　□退院後の生活のリスク，ストレスの検討					
デイケア									デイケア体験	

急性期の特徴と看護

 ## 急性期の特徴

Point!

- 最も症状が激しい時期で，病気に対する理解・認識がほとんどもてません．
- 幻覚・妄想が活発で，精神運動興奮が著しく，言語的コミュニケーションが困難です．
- 現実検討能力の著しい低下がみられます．
- 生活行動の崩壊で，衰弱・脱水がみられ，生命の危機の恐れもあります．

急性期の看護の目標

- ☐ 日常生活におけるセルフケア（個人衛生・睡眠・食事・排泄など）が欠如しているため，その援助を行う
- ☐ 健康を回復するためのケアが適切に行われているか観察する

症状の観察ポイント

- ☐ 妄想・幻覚の有無
- ☐ 意思疎通の程度
- ☐ 集中の程度
- ☐ 興奮や攻撃性
- ☐ 認知力　　　　など
- ● 患者の言動，表情などから幻覚・妄想の度合いや内容の変化を観察します．

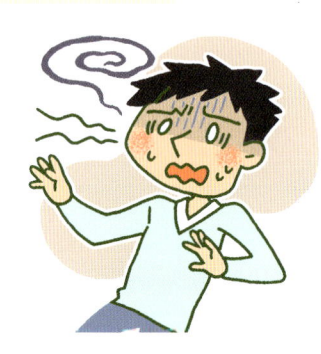

セルフケアの観察ポイント

- ☐ 活動と休息のバランス
- ☐ 食事の摂取状況
- ☐ 排泄状況
- ☐ 個人衛生の自立度
- ☐ 対人関係の程度
- ☐ 治療の協力度　　　など
- ● 精神症状が日常生活面へ及ぼす影響を観察します．

観察のポイント

☐ **安静，休息に努める**
- ● 心身ともに安静・休息が必要な時期なので，ひたすら眠ってもらうことに重点におきます．

☐ **身体面の管理・観察を行う**
- ● 安静・休養および薬物療法が主になるため，必然的に全身管理（栄養状態・体液バランス・身体疾患の悪化など）が必要です．
- ● 検査データを把握し，治療について看護援助の必要性を明確にすることが重要です．

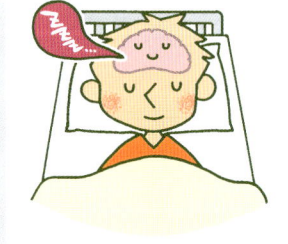

☐ **薬物による副作用への注意**
- ● 薬物療法が中心になるため副作用（口渇・便秘・排尿困難・振戦・悪性症候群など）には十分な注意が必要となります．

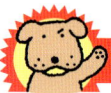 **これも覚えておこう！**　　**家族への理解**

- 家族も，患者の精神的混乱や，入院させたことによる罪悪感，これから患者とどうかかわっていけばよいか戸惑っている状態です．入院時から家族支援を行うことが必要です．
- 家族の心情を理解し，支持的にかかわることも忘れてはいけません．

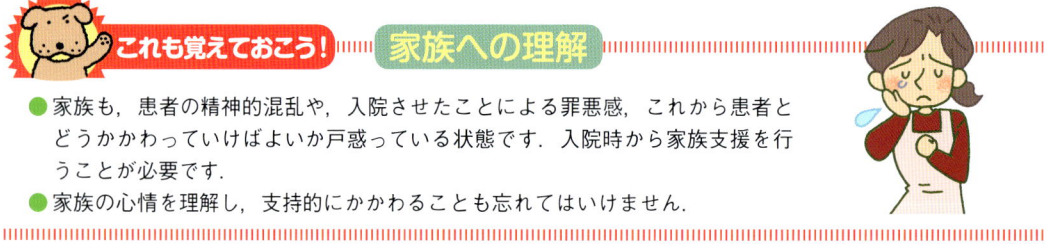

精神科の身体のケアのポイント

🖱 Point!

● 精神科看護といえば「心のケア」が中心で「身体のケア」は副次的と思われがちですが，身体と心は密接なつながりをもっています．とくに急性期の患者は身体管理が不足していることも多く，身体のケアに関する高度な知識や技術が必要です．

● 精神科に入院してきたばかりの急性期の患者は，心身ともに疲労困憊していることが少なくありません．それによって日常生活が破綻していることがあるため，睡眠や食事，入浴，更衣などの日常生活の細やかな身体レベルのケアが，回復や治療への第一歩になります．

● 精神科では薬物療法などの治療そのものが身体に大きな影響を及ぼすため，身体の観察やケアが必要不可欠です．

事例紹介　Bさん（30歳代，男性）③

◎Bさんの急性期の症状と観察ポイント

● 実際に存在しない外的世界を体験し，確信している状態で，他者が介入できない．

● 緊張感が強く，感情を自分ではコントロールできない．物や人に行動化している．

● まとまらない言動がみられ，人の話を集中して聞くことができない．

● 自己の疾患の状況を把握し，治療することを理解できない．

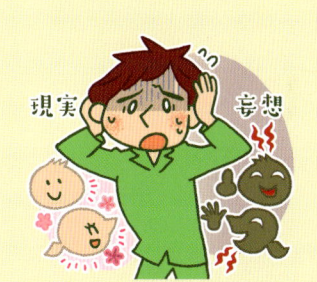

《症状アセスメント》
　現実でない被害的な言動や，事実でない何かを知覚する妄想・幻覚状態である．
　母親やスタッフに対して攻撃的な態度をとる．
　意思の疎通ができず，話ができない状態である．
　入院治療の必要性も理解できず，現実検討能力が低下している．

◎Bさんの急性期のセルフケアと観察ポイント

● 周囲に対して不安や恐怖心があり，他者と安定した関係を保つことができない．

● 実際には存在していない外的世界の刺激を避けることができず，安静を保てない．

● 心身の疲労感を自覚し，保護的環境下で療養することを選択できない．

《セルフケアアセスメント》
　母親やスタッフとの間に安全を保てない状態である．
　十分な休息がとれず，Bさん自身が心身ともに疲労困憊している．
　症状が悪化したときに自身で適切な対処がとれず，治療することができない．

◎ケアの実際

● Bさんを脅かさない距離を保ってかかわる．

● 妄想・幻覚が活発なため，身体症状の出現の有無，また食物・水分の摂取状況などを観察する．

● 過活動のため十分な休息がとれていない状態である．刺激の少ない環境を提供する．

● 入院による孤立無援な感情を和らげるように，保護的にかかわる．

● 病識がないため，服薬の必要性を伝え，治療につなげるようにかかわる．

消耗期（休息期）の特徴と看護

 ## 消耗期（休息期）の特徴

消耗期（休息期）の特徴

Point!

- 急性症状を脱した時期で，心身ともにエネルギーが落ちている状態です．
- 過眠傾向にあります．
- 根気がなく，無気力になり，受け身的な生活になりがちです．

消耗期の看護の目標

- ☐ 心身ともに，休息をとってもらう
- ☐ 不足したセルフケアを援助する

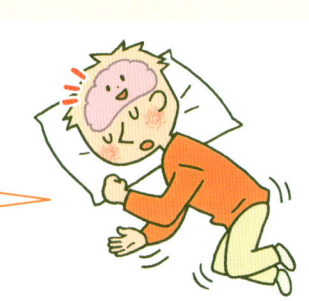

症状の観察ポイント

- ☐ 外観・印象
- ☐ 幻覚・妄想の有無
- ☐ 感情・気分の程度
- ☐ 意欲の程度

セルフケアの観察ポイント

- ☐ 活動と休息のバランス
- ☐ 個人衛生の自立度
- ☐ 他者との交流
- ☐ 治療への関心度

看護のポイント

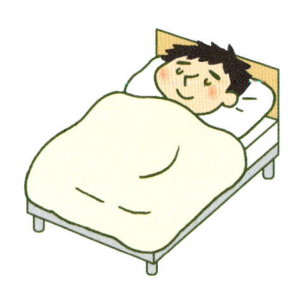

- ☐ 見守る姿勢でかかわる
- ☐ 患者に，自立を急がせない
- ☐ 献身的にかかわり，信頼関係を構築していく
- ☐ 日常生活をサポートする

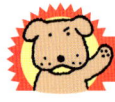 **これも覚えておこう！** ┈┈ **消耗期の患者のこころの動き** ┈┈┈┈┈┈┈┈┈┈┈┈┈┈┈┈┈

- 消耗期は，現実検討能力が少しずつ回復し，自身の現状を知ることで，不安や喪失感へとつながる時期です．そのため，自殺の危機をはらんでいる時期でもあります．
- また，身体面や副作用の訴えも多くなります．

事例紹介　Bさん（30歳代，男性）④

◎消耗期のBさんの様子

- 入院して2週間が経過．室内で寝衣を着て臥床して過ごすことが多く，洗面や入浴を自分からしないため，看護師が付き添う必要がある．
- ときどき独語もあるが，声をかけると疎通も良好である．服薬も促しにて応じることができるようになってきた．
- 入院当初にあった不眠や，他者に対する興奮や攻撃性もなくなっている．

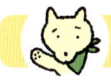 ## 服薬への援助[9]

服薬援助のポイント

- ☐ 与薬を機械的に行わない
- ☐ 患者「飲まない」vs看護師「飲ませる」の関係にならない
- ☐ 「薬を飲みたくないと言える」ような関係性を構築する
- ☐ 治療の必要性を患者に伝え，服薬の抵抗感を和らげる
- ☐ 薬の作用と副作用を十分に観察する

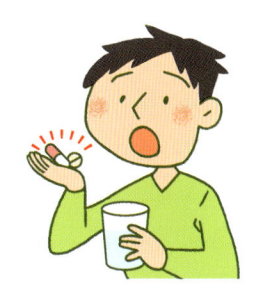

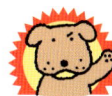 **これも覚えておこう！**

抗精神病薬の副作用を発現させない

- ● 精神症状に効果を示し，かつ副作用を発現させないという条件を満たす領域は非常に狭いので，その範囲に収まるような微妙な調整が必要です．

デポ剤とは （→p.96）

- ● デポ剤とは「持効性注射薬」のことであり，長期持続型注射薬のことを指します．
- ● 毎日服薬ができな人や，服薬が不規則になりそうな人に適しています．

事例紹介　Bさん（30歳代，男性）⑤

◎Bさんの消耗期の症状と観察ポイント

- ● 1日中寝衣を着たまま，生活している．
- ● ときどき独語があることから，病的体験が残存しているとうかがえる．
- ● 実際に存在しない外的世界からの刺激が軽減しており，感情や気分が安定している．
- ● 治療者とも落ち着いて話ができ，自己の思いを伝えることができる．
- ● 服薬の声かけをしても，とくに嫌がる様子はない．

《症状アセスメント》
　寝衣を着て臥床していることが多いことから，活気に欠け，倦怠感がある．
　病的体験があるが一時的であり，患者から不安や恐怖を感じる言動はみられない．
　病状が改善したことで感情や気分の起伏もなくなり，落ち着いて過ごせている．
　会話にも一貫性があり，自身の考えをまとめて話すことができる．
　服薬の声かけを拒否する言動はなく，服用することができる．

◎Bさんの消耗期のセルフケアと観察ポイント

- ● 1日中臥床していることが多い．
- ● みずから洗面や入浴する気持ちがもてず，看護師が付き添わないといけない．
- ● みずから他者と交流をもつことはないが，治療者の声かけには応じることができる．
- ● 薬は促されると服用することができる．

《セルフケアアセスメント》
　活動性が低下しており，心身のエネルギーが低下している．
　保清に関心がもてず，声かけ誘導する必要がある．
　他者との交流が負担で，1人で過ごすことが多い．
　安定した服薬治療ができており，心身が安寧に向かいつつある．

◎ケアの実際

- ● 患者の自尊心を傷つけないような言動で，日常生活をサポートする．
- ● 無理せずゆっくり休んでもらいたいとを伝える．
- ● 必要以外でも訪室し，関心を示す姿勢で声をかける．

与薬時の援助  Point!

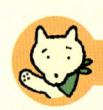 **その❶**

◎確実に服薬すること
- 統合失調症の患者には病識に欠けている人が多く，拒薬することがあります．
- 正確に確実に薬を飲むという何でもないことが，精神科ではとても困難で，重要な看護援助となります．

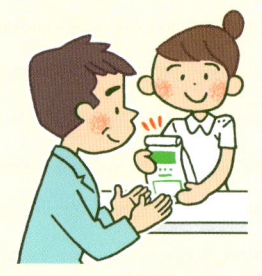

その❷

◎服薬への理解と患者の思いを知る
- 薬そのものや服薬という行為を患者がどのように理解しているかを確認しましょう．
- 服薬に対する不安や恐怖，飲みづらさなど，患者の思いを理解しようとする姿勢が大切です．

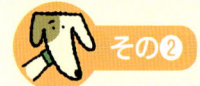

その❸

◎与薬の方法
- 患者には優しく名前を呼びかけ，1人ひとり丁寧に薬を手渡します．
- 看護師は薬を処方することはできませんが，薬を媒介にして「優しさ」「思いやり」という，治療者としての誠実さを届けることができます．これを与薬時の精神療法的接近と考えます．

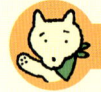

その❹

◎服薬の確認
- 十分な水分量で薬を飲むようにすすめます．
- また，患者に薬の飲みごこちも聞いてみましょう．
- 服薬後，副作用が出現していないかを確認することも重要です．
- 過去には服薬後に口腔内まで確認していた時代がありましたが，患者の人権や倫理的な視点で考えると，すべきではありません．

拒薬時の援助

服薬行動の観察

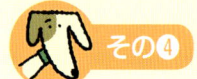

- ●以下のような行動がないか，観察します
- □声かけしないと飲みにこない
- □服薬時に看護師の視線を避けようとする
- □手の中に隠そうとする
- □服薬後洗面所やトイレに行く
- □服薬を拒否し，治療者が説得しても応じないなどの行動がある

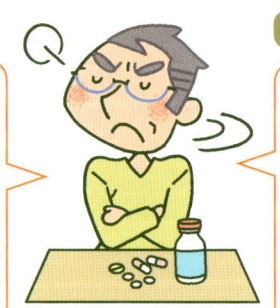

服薬の確認

- □薬を飲み込めたか声をかける
- □服薬を強要するようなかかわり方をしてはいけない
- □患者の心の奥にある不安や苦しみを受け止め，原因を明らかにしようとする視点が重要
- □内服が了解できない場合は，筋肉注射や点滴，デポ剤（持効性注射剤）の使用を医師と相談する

事例紹介　Bさん（30歳代，男性）⑥

◎服薬時の様子
- ● 食後に服薬を促すと，うつ向きながら「飲みたくありません」と話したので，スタッフから，入院時のような状況では心配であることや，気分を落ち着かせるためにも必要であること説明する．
- ● しばらく黙ったまま「少し，考えさせてください」とつぶやくため，意向を配慮して，スタッフはいったん退室した．再度訪室すると「早く退院したいから，飲むわ」と言い，服用できた．

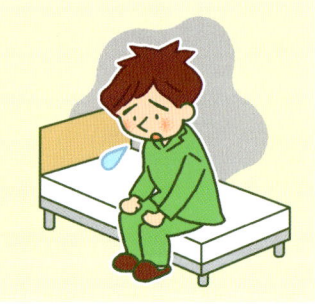

回復期の特徴と看護[1, 10]

 ## 回復期の特徴

回復期の特徴

👉Point!

- 少しずつ元気が出てきて，心も身体も安定してくる時期です．焦らずゆっくりと生活の範囲を広げていきます．
- 他者との交流も広がるので，人間関係の再建が重要です．
- 再発予防のため忘れずに服薬することが大切です．

注意! ◎精神症状の出現に注意！

- 一見，落ち着いているように見えていても，患者の内面には，虚しさや焦りを感じたり，他者との交流を煩わしく感じたりしているときがあります．
- 患者の日常生活の行動を観察することが必要です．

回復期の看護の目標

☐ 患者の状態や能力に応じて開放的に処遇し，入院生活のなかで患者自身が考え，判断し，行動できるよう支援する．

☐ 心理的危機やうつ状態に対応するために，十分な受容と支持を行う．

症状の観察ポイント

- ☐ 幻覚・妄想などの陽性症状の程度
- ☐ 陰性症状による意欲や活動量の程度
- ☐ 薬物の副作用による錐体外路症状，消化器症状，循環器症状の有無
- ☐ 現実に直面することによる反応
- ☐ 趣味や活動をしたいと言うか，行っているか
- ☐ 活動中は集中して行えているか

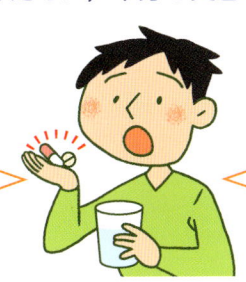

セルフケアの観察ポイント

- ☐ 食事や，排泄面の自立度
- ☐ 清潔面に対する意識
- ☐ 日中の活動状況．夜間の睡眠状態
- ☐ 他患者との交流
- ☐ 病気の受け入れ状況・将来への不安
- ☐ 服薬に対する理解状況と服薬状況
- ☐ 焦りはないか

- 精神症状や身体症状が軽減し，日常生活面のすべてにおいて自発性が発揮されます．日常生活の状態や疲労感などを観察します．
- セルフケア能力も援助から自立へ向かう時期です．できない部分を援助しながら，見守ります．

事例紹介 Bさん（30歳代，男性）⑦

◎回復期のBさんの様子

- 急性症状が改善し総室へ移室となるが，Bさんは「まだ入院するんですか？ もう治ったんじゃないんですか？」と驚きながら訴える．
- 今後のことを，ゆっくりとBさんと一緒に考えていきたいことを説明すると，Bさんは少し落胆しながらもうなずき，総室に移動することができた．
- 日中は，自室で臥床していることが多かったが，看護師が声をかけると，少しずつデイルームで過ごす時間が増えていった．ほかの患者と会話している姿も見られるようになる．
- 食事や入浴のときも，自分で準備して部屋から出てこられるようになる．

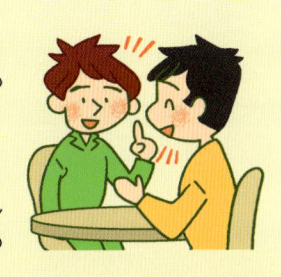

看護のポイント

☐ 対人関係の調整
- 患者の人間関係が広がるのを助けます.
- 症状的には不安定な時期なので, 看護師のかかわり方や対応の仕方がとくに重要です.
- 看護師間で統一したかかわりをすることが大切で, ほかの患者や周囲への関心の向け方などを観察します.
- 少しずつ, ほかの患者と過ごす時間をつくっていきます.

☐ 生活リズムの調整
- 規則正しい生活で, 精神安定を図ります. 日中はデイルームで過ごす時間を徐々に増やし, ADLの自立を援助します. 看護師と"一緒"であることが大事で, 最初は30分程度から始めるとよいでしょう.
- 夜間の睡眠が十分に得られるように援助し, 症状の安定を図ります.

☐ 無理をさせない
- がんばりすぎず, しんどくなれば, いつでも休息をとるように伝えておきます.

作業療法[11]

Point!
- 患者の今の状況や関心・興味のあることをもとに, 適した種目を一緒に考えます.
- いきなりむずかしい種目に参加すると, 自信をなくしてしまうことがあるので注意が必要です.

作業療法に関する目標
- ☐ 作業療法への活動・参加を促す
- ☐ 最後まで参加できたことをともに喜ぶ

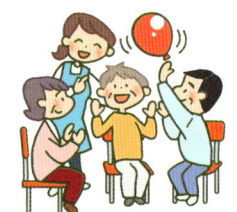

作業療法時の観察ポイント
- ☐生活リズムのとり方
- ☐意欲の程度
- ☐作業内容への関心
- ☐対人関係　☐疲労感
- ●作業療法士から作業中の状況に関する情報を得る.

外出・外泊時の看護[12]

Point!
- 外出・外泊は, 日常生活能力の改善と観察, 評価の有効な手段の一つです.

外出・外泊の目的
- 閉鎖的な環境によるストレスの緩和や気分転換
- 現実体験の獲得
- 日常生活能力の向上
- 社会復帰に向けた自信の獲得
- 退院後の生活に対する課題の明確化

外出・外泊での検討内容
- ☐ 外出・外泊の目的
- ☐ 現在の病状
- ☐ 外出・外泊時の危険度
- ☐ 家族の理解状況

外出・外泊の方法[13]  Point!

● 患者の個別性を考慮しながら，同伴外出→単独外出→外泊と変化していきます．

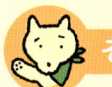 その❶ ◎同伴外出：治療者（もしくは家族など）が付き添う外出

● 鎮静はみられているが，まだ不安定な時期から行います．

観察
- □気分転換ができているか
- □病的体験が増強しないか
- □物を落ち着いて選べ，支払いができるか
- □約束の時間まで待てるか

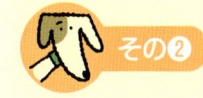 その❷ ◎院内単独～院外単独外出：社会適応に向け，1人で院内～院外へと行動範囲の拡大を試みる

● 不安があっても症状的には安定し，現実検討が出てくる時期です．
● 無断離院や自殺企図などのリスクが，最も多い時期でもあります

観察
- □身だしなみ，服装などの準備ができているか
- □外出，帰棟時の手順が行え，外出時間が守れるか
- □外出前後の態度や言動に変化はないか
- □症状の揺り戻しはないか
- □安全に帰棟できるか
- □気分転換になっているか
- □金銭を計画的に使うことができるか

注意！ ◎外出場面を確認できないため，外出前後に話し合う時間を設けるなど，コミュニケーションを深めることが大切です！

 その❸ ◎外泊：安定した社会適応能力を高めるために行う

● 入院生活と院内外出などで訓練してきたことを，自宅で試す機会です．

観察
- □外泊の規則（手続きや時間，範囲など）を理解し，守ることができるか
- □服装が適切かどうか
- □外泊中の様子はどうだったか
  - →服薬状況，食事や睡眠，困りごとはなかったかなど
- □外泊前後の状態はどうか
  - →表情，言葉数・口調，気持ち，顔色，態度など

注意！ ◎外泊時の留意点

● 家族の協力は重要です．あらかじめ，外泊について十分な説明が必要です．
● 初回外泊時は，自宅からの外出をすすめず，休息を第一とします．
● 外泊の目標は患者・家族と話し合って設定します．

- ● 目標は「家族と食事ができる」などクリアできる内容から始めるとよいでしょう．
- ● 少しずつクリアすることが，患者・家族の自信につながります．

 ## 心理教育への参加[14]

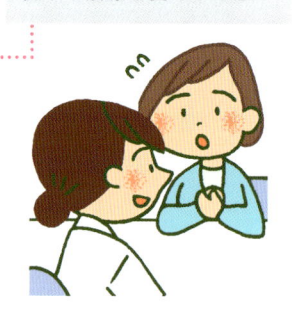

Point!

- 心理教育とは、疾患の症状や原因についての正しい知識や、薬物治療、リハビリテーションなどの知識を提供することで、病気に対する理解を深め、治療に主体的に取り組んでいくための教育的支援のことです。
- 疾患に対する正しい理解は、アドヒアランスを高めることにつながり、心理教育の治療的意義はきわめて高いといえます。また、心理教育は認知行動療法を進めるために不可欠な情報をインプットする重要なステップでもあります。
- 患者はもちろん家族も、主体的に治療や生活の工夫に取り組めるような支援につなげます。
- 看護師、公認心理師、薬剤師、精神保健福祉士など、専門職が分担し行います。前後に簡単なアンケートやテストをしてもらうことで評価します。

用語

● アドヒアランス

患者が積極的に治療方針の決定に参加し、その決定に従って治療を受けること。

 ## 服薬の自己管理

服薬の自己管理  **Point!**

- 退院準備に入る前から、社会復帰に向けて内服の自己管理に取り組みます。

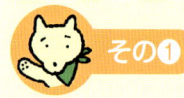 **その❶**

実施前には十分な患者評価が必要です

- 自己管理の実施前に、以下のようなことを確認します。

確認

- □ 薬に対する理解度の確認
- □ 薬を管理する能力の確認
- □ 社会復帰に対する意欲の確認　　など

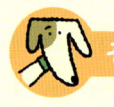 **その❷**

管理方法の検討

- 1日ごとや1週間ごとなど、自己管理する日数は、患者の能力によって判断します。
- 最初は1日ごとからはじめ、自己管理が可能と判断されれば、徐々に間隔を開けていきます。
- 退院後はどのように管理するのか、家族などの支援はあるのかなども含めて、服薬を継続できる方法を患者と一緒に考えます。

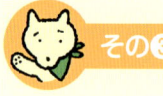 **その❸**

服薬の確認

- 自己管理を開始するときは、下記のことなどを患者と一緒に確認します。

確認

- □ 1日分ずつ間違えずにセットできるか
- □ 服薬についての不都合はないか
- □ 忘れずに服用できているか　　など

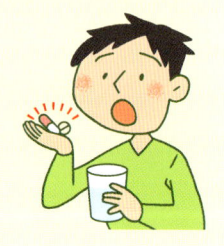

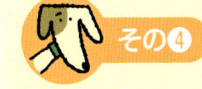

その❹　患者の状態の観察

● 副作用の不快さや，病状がよくなったと感じ，拒薬することがあります．きちんと服薬できているかを観察することが必要です．
● 状態悪化時は，患者と話し合い自己管理を中止します．

観察 ☐睡眠状態　☐病的体験　☐表情　☐会話　☐行動
☐対人関係　　など

注意! ◎退院後を想定し，社会生活を送るうえで服薬時間が問題となる場合は，主治医と相談して服薬回数や服薬時間を工夫します．

退院への焦りへの対応

☞Point!

● 現実検討力を取り戻すと，退院への激しい焦りを示すことがあります．
● 患者の退院したい気持ちを理解し，じっくりと話を聴くことが必要です．
● 退院後の生活を具体的にイメージすることや，休息してエネルギーを蓄えることが必要であることなどを伝え，患者の焦りにブレーキをかけることが必要です．

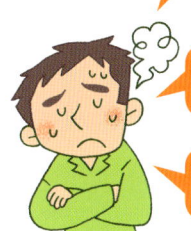

一生病院にいることにならないか不安

精神病じゃない
早く帰りたい

退院したらすぐ
に働く

事例紹介　Bさん（30歳代，男性）⑧

● 作業療法に積極的に参加している．はじめは15分程度であったが，そのうち1時間ほど集中して行えるようになる．

◎**主治医から外出許可が出る**

● 院内の売店に同伴で買い物に行く．スタッフは買い物に付き添い，外出中の表情や言動・適応能力などを観察する．
● 幻聴の有無について尋ねると，「聞こえてくるけれど，何かしているとましです」と話す．

◎**内服薬の自己管理**

● 心理教育にも参加し，「（スタッフが）薬はきちんと飲まないといけないと言っていた」と自分から話す．
● 内服薬の自己管理を1日分から開始，内服薬の自己管理ができるようになる．

◎**Bさんの退院への焦り**

● 家族の面会時，家族から「Bから『まだ退院できないのか』との電話があって，どうしたらいいのか困っている」との話があった．

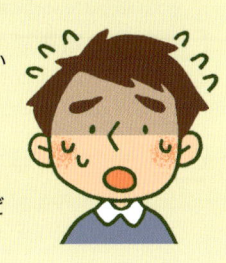

退院準備期の特徴と看護[12)]

 退院準備期の特徴

退院準備期の特徴

👆Point!

- 日常生活がセルフコントロールでき，行動範囲も拡大する時期です．さまざまな刺激に対して適応可能となるのもこの時期です．
- 他者との付き合いができるようになり，病気に対する認識も出てきます．
- この時期は，新たな生活に入るにあたっての現実的な不安に直面する時期でもあります．

注意!

◎疲れたら休息をとるよう伝える

- 自分の許容範囲を知ることはとても大事です．無理せずに少しずつ慣れていくことが必要になります．

退院準備期の看護の目標

- ☐ 社会復帰に向けて，生活全般を自己コントロールできるよう支援する．
- ☐ 退院前の一過性の症状増悪を支える．
- ☐ 退院後に予測されるリスクや課題の最終調整を行い，日常生活，服薬，通院などの退院準備の計画を具体化する．

症状の観察ポイント

- ☐精神症状の程度
- ☐身だしなみや服装
- ☐趣味や活動に対する意欲
- ☐活動中の集中力
- ☐判断や意思決定をしてどのように行動に移しているか

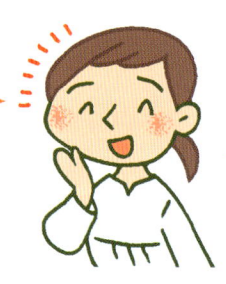

セルフケアの観察ポイント

- ☐食事，排泄，清潔保持などが自立しており，生活リズムができているか
- ☐整理整頓，掃除などの家事能力や，できないときのサポート状況
- ☐対人関係の状況
- ☐病気，治療に対する理解（入院や病体験をどう受け止めているか）
- ☐ストレス時の対処法　　☐社会参加に対する不安
- ☐家族の受け入れ状況
- ☐異常が起きたときは適切な治療方法と，援助が求められるか

看護のポイント

- ☐ 疲れずにほかの人と過ごす時間や，地域生活に戻る準備をすすめる
  - 🔴 疲れたら休める環境をつくります．
- ☐ 患者個々の課題を修復し，残存機能を伸ばす
- ☐ 自分の意思で生活をコントロールできる環境を提供する
  - 🔴 自己決定を見守ります．
- ☐ 気軽に相談できる雰囲気をつくる
- ☐ 日常生活のリズムを一緒に考える
  - 🔴 退院後の生活で必要なことを一緒に考え，実際に行います．
  - 🔴 退院後のリスクや残された課題をアセスメントし，患者・家族・地域の支援者と共有します．

多職種カンファレンス[15]

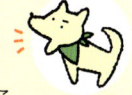

Point!

● それぞれの情報を交換することで，今後の援助を退院支援（退院後の生活に必要なこと）に結び付けていきます．
● 話し合う内容が患者や家族の意向とずれないよう，できるだけ患者・家族にも参加してもらうことが望ましいです．

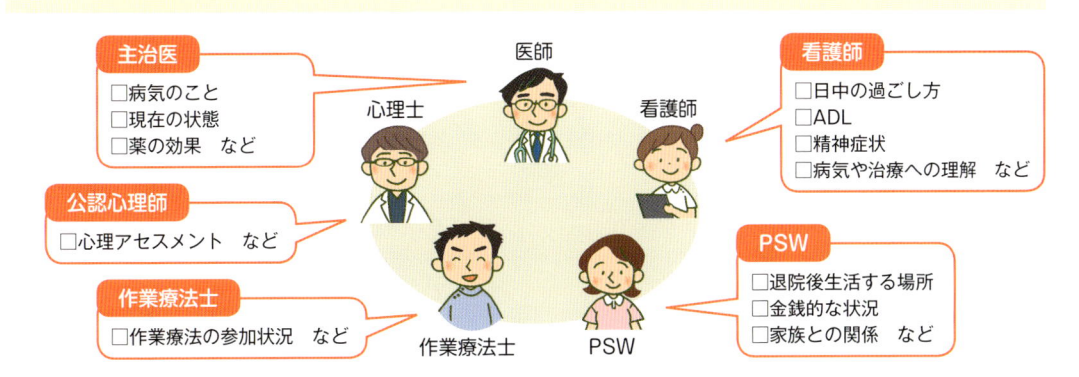

主治医
□病気のこと
□現在の状態
□薬の効果　など

公認心理師
□心理アセスメント　など

作業療法士
□作業療法の参加状況　など

看護師
□日中の過ごし方
□ADL
□精神症状
□病気や治療への理解　など

PSW
□退院後生活する場所
□金銭的な状況
□家族との関係　など

医師　心理士　看護師　作業療法士　PSW

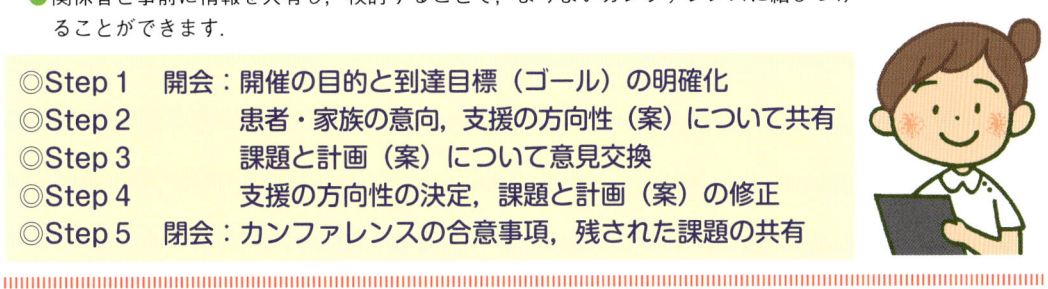

これも覚えておこう！ ‖‖‖ **カンファレンスの流れ（5つのStep）[16]** ‖‖‖

● 関係者と事前に情報を共有し，検討することで，よりよいカンファレンスに結びつけることができます．

◎Step 1　開会：開催の目的と到達目標（ゴール）の明確化
◎Step 2　　　　患者・家族の意向，支援の方向性（案）について共有
◎Step 3　　　　課題と計画（案）について意見交換
◎Step 4　　　　支援の方向性の決定，課題と計画（案）の修正
◎Step 5　閉会：カンファレンスの合意事項，残された課題の共有

患者へのはたらきかけと退院に向けての準備

退院準備期に行うこと

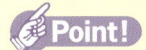 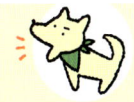

Point!

● 外出・外泊を繰り返しながら，退院後の生活に対する気持ちを傾聴します．
● 退院への焦りや不安な気持ちを受け止めます．
● 入院に至った経過を振り返り，危機状況になったときの対処法を話し合います．

注意！ ◎危機状況への準備

● 退院前に症状悪化時のサイン（前兆症状）を確認し，その際の対応を話し合います．
● どの支援者がどんな支援をしてくれるのか，前もって伝えておくことで安心の材料になります．

● セルフケアチェックを行い，退院後の生活に必要な支援を確認します.

注意! ◎入院前後ではライフスタイルが大きく変化していることがあるので，アセスメントし，支援が必要になることもあります.

● 退院前訪問看護を行い，退院後の生活環境の確認をします.

注意! ◎退院後のその人の生活のイメージができる点からも，退院前訪問看護を行うことで必要な支援の導入に結びつきやすくなります.

● 生活リズム安定のため，作業療法やデイケアを導入します.

他職種が行う退院に向けての準備

医師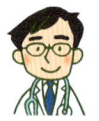

PSW（精神保健福祉士）

作業療法士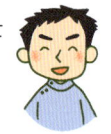

● 退院後の医療（外来や訪問看護など）をどのように継続するか，調整する.

● 患者・家族と面談を行い，退院後の生活に必要と思われる社会資源の説明・申請を行う.

● 患者本人の希望に沿ったプログラムの導入をすすめる.

退院後の自己管理に向けた服薬指導

Point!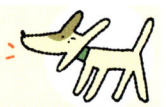

● 服薬をどのようにとらえているかという患者の気持ちや，服薬管理の状況を確認します.

家族支援

Point!

● 受け入れる家族の不安を聴き取ります. 危機状況時の対応について話し合い，対応の助言をします.
● 病気や患者の状態を理解してもらえるようかかわります. 必要に応じて家族教室の案内なども行います.
● 退院後の生活や日中の過ごし方について話し合い，服薬や通院の必要性について理解を求めます.
● 家族だけで抱え込まないよう，地域の支援者や社会資源を紹介します.

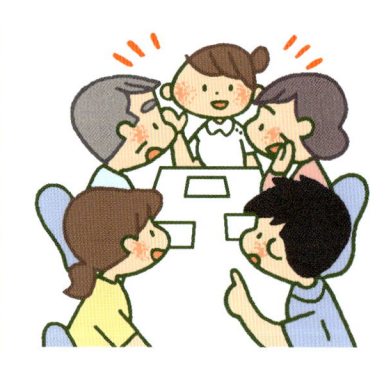

事例紹介　Bさん（30歳代，男性）⑨

◎退院準備期のBさんの状況

● 院内の単独外出や作業療法も利用し，少しずつ生活を拡大している.
● ほかの利用者ともうまくかかわりをもてており，本人も退院後の生活に不安を抱えつつ，退院を目標にしている.
● 家族も退院を目標にしているが，「入院前みたいになったらどうしよう…」という不安な気持ちも抱えている.

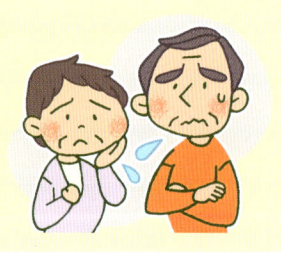

退院前カンファレンス

退院前カンファレンスの目的

👉 Point!

- ● 退院前カンファレンスは，病院から在宅へ移行するために適切な情報を交換し，それぞれの立場から課題を出し検討することが目的です．
- ● できる限り患者・家族の参加を促しますが，患者・家族が参加するときは，言いたいことが言えるように，事前に打ち合わせを行うことも大切です．
- ● 患者・家族が安心して退院できるようにするための話し合いの場で，必要に応じて退院まで何回も行います．

事例紹介　Bさん（30歳代，男性）⑩

◎Bさんの退院前カンファレンス
- ●Step1　開会：開催の目的「退院後の再発を防ぐための生活について」
  - ①両親の協力体制の確認
  - ②Bさんの退院後の過ごし方の確認
- ●Step2　患者・家族の意向，支援の方向性
  - ①日中の生活リズムを確立するため，デイケアなどへの参加を促す
  - ②外来通院や日常生活などで家族の協力がむずかしい場合は，社会資源の導入を検討する
- ●Step3　課題と計画（案）について意見交換
  - ①それぞれの立場から必要な情報を確認し，支援内容を提供する
- ●Step4　支援の方向性の決定，課題と計画（案）の修正
  - ①生活リズムの確立のため，週に何回かデイケアを利用する（単身）
  - ②外来通院は家族同伴で行う（必要時は看護外来を導入する）
  - ③服薬管理は自己にて行う．ただし家族の確認が必要
- ●Step5　閉会：今回のカンファレンスでの決定事項の確認と次回までに調整が必要な事項の確認

◎退院へ
- ● 退院までに必要な支援やBさんと家族にかかわりをもち，数回外泊を行った．
- ● Bさんと家族ともに「これなら退院しても家でやっていける」と安心し，退院となる．

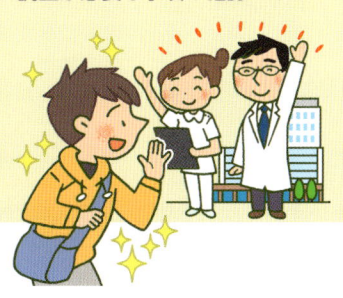

長期入院患者の看護 [1, 17, 18]

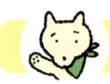 長期入院患者の退院を支援するには

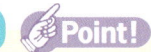 看護のポイント Point!

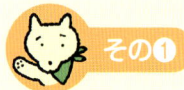 その❶ ◎退院を阻害している原因をアセスメントする
● 入院が長期化した原因を探るために，関係者やカルテから，病状や家族関係などについて情報収集を行います．

その❷ ◎アセスメントの内容から方向性を示す
● アセスメントの内容から，その患者に適したストレスへの対処法や対人関係の技術を指導します．
● 援助が必要なセルフケア行為を援助しながら，患者自身ができることを増やしていきます．

その❸ ◎患者との関係性を構築する
● 患者との信頼関係を築くことが大切です．

その❹ ◎患者の思いを聴く
● 入院が長期化すると思いを表出する機会が減るので，普段から意識してかかわりをもちます．

事例紹介　Cさん（50歳代，女性）①

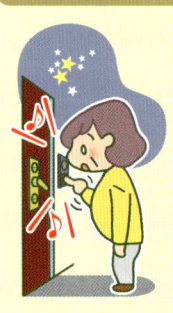

◎発症からの経過
● 高校卒業後，事務職に就くが人間関係のストレスで22歳のとき退職．
● 退職後，「みんなに見られている」「みんなが私の悪口を言っている」という妄想・幻聴がみられ，医療保護にて入院となる．以後，入退院を繰り返す．
● 30歳ごろから精神症状は落ち着いてきたが，家の中で過ごすことが多かった．
● 外出は母親と買い物に行く程度で，たまに家事を手伝っていた．

◎今回の入院のきっかけ
● 45歳のとき，Cさんの内服管理をしていた母親が認知症を発症し，薬の管理ができなくなる．内服薬の自己管理をするができず，怠薬するようになり，通院もしなくなる．
● 夜中に隣の家のベルを鳴らすなどの迷惑行為がみられ，父親に連れられて入院となる．

◎入院後の経過
● 入院当初は，何度もスタッフに「退院します．家に帰してください」と訴えていたが，内服薬などを調整することで精神症状は安定した．
● 父親からは，母親が認知症であり，娘と妻の2人の面倒はみれないと，自宅退院を拒否される．退院できないことについては，父親からCさんに伝えられていた．
● 入院当初はグループで行う作業療法に参加していたが，徐々に回数が減り，現在はほとんど参加していない．ベッドに臥床していることが多く，意欲の減退がみられる．

患者理解（退院支援に向けて情報収集）

**Point!**

● 退院支援に向けて求められる情報収集の内容には，以下のような項目が挙げられます．

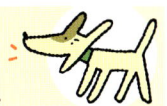

入院後から現在までの経過

- □ 入院直後から現在までの経過
- □ 精神症状の状態
- □ 退院の話が出たことがあるか
- □ 病院内での過ごし方　　など

セルフケアの状況

- □ ADLの状況
  - ● 過去にできていた状況と比較する
  - ● 清潔・整容，睡眠，食事，排泄，入浴など
- □ 活動範囲
- □ 服薬の状況
- □ 金銭管理の状況　　など

家族の状況

- □ キーパーソンの変更の有無
- □ 家族構成の変化
- □ 家族の高齢化　　など

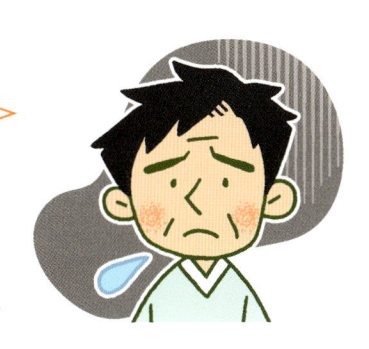

事例紹介　Cさん（50歳代，女性）②

◎信頼関係を築くかかわり

- ● 毎朝，ベッドサイドに行き，そばに寄り添う．「Cさん，おはようございます」と挨拶した後，睡眠や食事の状態などを尋ねた．
- ● はじめは挨拶はあるものの返事のない日が続いたが，毎日ベッドサイドに行くなかで，「寝た」「ご飯食べた」など，少しずつ返事がみられるようになった．
- ● 徐々に言葉数も増え，笑顔がみられるようになり，関係性が取れるようになった．
- ● Cさんにこれからの希望を聴くと，「別にない」「ここにいる」と話した．
- ● 家で暮らしていたころの話を聴いていると，Cさんが「お母さんに会いたい」とぽつりと話した．しかし母親の状況を聴くと「わからない」と話す．

◎家族の状況

- ● 定期的に父親に連絡する．Cさんが「お母さんに会いたい」と言うため，父親に母親の状況を確認したところ，母親は施設に入所しているとのことであった．
- ● Cさんが母親に会いたいと言っていることを伝えるが，父親は一緒には行けないと話す．
- ● Cさんの面会には来てほしいと依頼すると，父親は少しためらったが，近日中に伺うと話す．

◎家族の面会時の様子

- ● 父親の面会時，看護師から感謝の気持ちを示し，Cさんの状況を説明する．
- ● 看護師が面会に付き添う．父親はCさんを見ると懐かしい表情で，「久しぶりやな，元気にしてるか？」と声をかけた．
- ● 面会終了後，父親に話を聴く．「入院前に比べて笑顔もあったし，久しぶりに話ができてよかったです」と返事があった．
- ● 父親の面会があると喜ばれることを伝えると，連絡しなくても父親は面会に来るようになった．

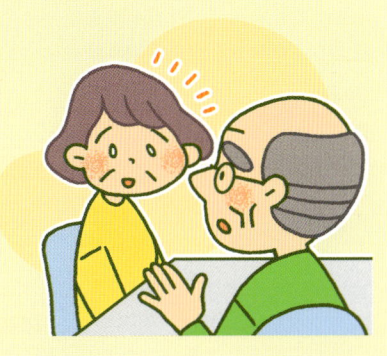

 家族への支援

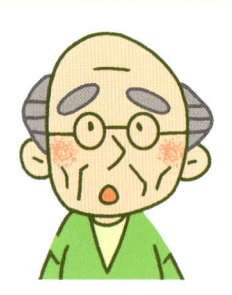 Point!

- 家族は患者が発病したときの悪い状況の記憶にとらわれていることが多く，患者のサポートまで考えられないことが少なくありません．
- まずは，家族のこれまでの傷ついた気持ちや負担について，傾聴することが大切です．

家族理解のための観察ポイント

- ☐ 家族の生活状況
- ☐ 誰がどのくらいのペースで面会に来るか
- ☐ 患者に関心を向ける程度
- ☐ 患者に対する思い　　など

家族支援のポイント

- ☐ 家族に患者の情報提供をする
- ☐ 面会時の家族間のコミュニケーションを促進する
- ☐ 看護師が患者にどう対応しているか見てもらう
- ☐ 実際の患者を見てもらい，家族ができることを検討してもらう　　など

患者の希望に沿うための多職種カンファレンスの開催

Point!

- このカンファレンスでは，病棟内で普段からかかわりをもつスタッフを中心に，患者からの希望にどのように取り組んでいけばよいか，今後のかかわり方やその手段などを具体的に話し合います．
- 看護以外のスタッフとも情報共有できるので，アドバイスをもらうなどします．
- カンファレンスで決まったこと（かかわり方）などはそのときに共有できるので，すぐに統一した対応ができます．

事例紹介　Cさん（50歳代，女性）③

◎多職種カンファレンスの開催

- 父親が面会にくるようにはなったが，娘（Cさん）と一緒に施設入所中の母親と面会に行くのは消極的であることを報告．Cさんの「母親に会いたい」という希望を叶えるにはどうすればよいか，看護師間で話し合う．

◎検討内容

- Cさんと父親の関係性を再構築するにはどうすればよいか？
- どうすればCさんが母親の面会に行くことができるか？

◎今後の方向性

- 父親が面会に来たときには支持的にかかわり，面会終了後にそのときの気持ちを父親に確認する．
- まず，Cさんに看護師とPSWが付き添って母親の面会に行き，面会終了後，そのときのCさんの状況を父親に伝える．

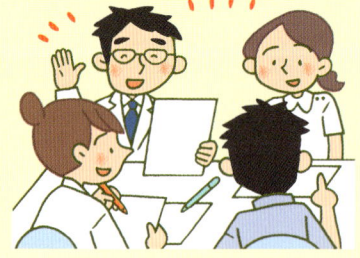

- カンファレンス後，看護師から父親に，看護師とPSWが付き添って母親に面会に行きたいことを伝える．少し心配そうな表情になるが了解された．

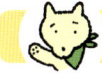

患者の思いの実現に向けて

🖐 Point!

◎患者の思いを実現する際に注意すること

● 患者の叶えたい希望が大きすぎても否定せず，本人の言葉のままに目標を掲げます．そのうえで，その目標に近づくための小さな目標を一緒に考えます．

● 失敗は次の行動を起こす意欲を低下させるので，「自信」につながるよう，成功体験になるように計画します．

● 1つの希望の実現が，患者に変化をもたらすことがあります．うまくいかないときでも，患者とともに悩みながら根気よくかかわりましょう．

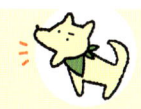

事例紹介　Cさん（50歳代，女性）④

◎母親への面会を実現

● 外出について伝えると「お母さんに会えるの？」と不安な様子であった．外出前日，「やっぱりやめる」「ほら，お母さんも来ないでいいって言ってる」と表情が硬い．看護師とPSWが同行し，しんどくなったらすぐ帰ることを伝える．

● 外出当日は一緒に身支度をする．緊張した表情だったが，母親の施設に行き，顔を見ると笑顔になる．30分ほど面会して帰院する．

● 帰院後，「お母さんに会えた．うれしい」「また行きたい」と笑顔で話す．

◎看護の実際

● 母親の施設に面会が可能か確認し，母親の状況を聞く．

● 当日の服装などを一緒に決める．

● 短時間で帰れるようタクシーを使用する．

● 外出ができた事実をほめる．

外出にあたっての注意

● 外出前の患者には不安や緊張があるため，夜間の睡眠状態や落ち着きの程度を観察します．

● 外出時や外出後，表情や言葉，行動などを観察します．

● 外出後は疲労感を感じますが，患者自身で気づかないことが多いので，ゆっくり休むように伝えましょう．

◎活動範囲の拡大

● 「またお母さんに会いたい」というCさんの希望を叶えるにはどうすればよいか，Cさんと一緒に考える．

● まずは「離床時間を増やす」ことを目的に，院内の売店への同伴外出を定期的に行うことを決める．

● Cさん自身も，病棟レクリエーションや病棟での作業療法にも，声をかければ参加するようになる．

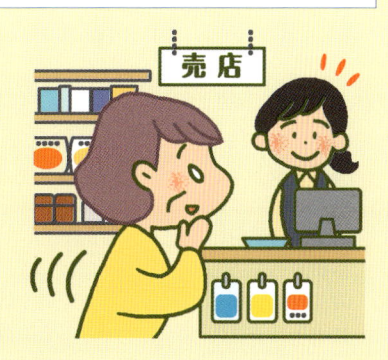

● Cさんに改めて今後の希望について聴くと，「家に帰りたい」「お父さん怒るかな」と，Cさんから「退院」の話題が出てくるようになる．しかし，まだ不安を抱えている様子．

◎家族支援

● 母親の面会終了後，Cさんの状況を父親に伝える．Cさんの変化に「そんなこと言ってたんですか」と驚いた様子．

● 父親にCさんの今後についての思いを尋ねる．「私も高齢だし，妻と子ども，2人分も気にかけていられないんです．退院させてあげたいけど，入院前のような状況になってしまったらと考えると，今のほうが正直安心なんですわ」と話す．

退院に向けての多職種カンファレンス

長期入院患者の場合の多職種カンファレンス

 **Point!**

- 入院の長期化によって，その期間中，患者の地域社会での生活が中断されています．その影響は，たとえば，社会生活能力の低下，自己決定能力の減退，家族との関係や家族構成の変化，経済的な問題など多岐にわたります．
- 患者と家族の地域での生活を支えていくためには，さまざまなサポートが必要になります．そのために，それぞれの分野の職種が集まって今後の方向性や課題，生活するうえで必要なことを話し合います．

本人・家族	退院後の生活のイメージや希望，外出や外泊を通して実際に感じた不安や心配ごと
主治医	病歴，症状，今後の治療方針　など
看護師	病識，服薬管理，ストレスの対処法，IADL(食生活・金銭・交通機関の利用)，対人関係，整容，清掃　など
コメディカル（PSW・OT・公認心理師）	家族間の関係，経済状況，社会資源の活用
地域支援者（訪問看護師・ヘルパー）	退院後の生活を想定した日常生活の把握と，必要な支援の決定

外出から外泊へ

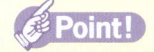 **Point!**

- 今，患者ができることを確認し，その部分に働きかけます（ストレングス）．
- 患者が不安なことは無理をさせず，支援体制を整えることで安心につながります．

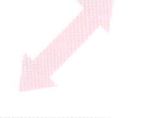 外出・外泊

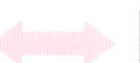 かかわり方や対応のアドバイス　　患者・家族の気持ちを傾聴

事例紹介　Cさん（50歳代，女性）⑤

◎外出から外泊へ

- 多職種カンファレンスで決まった内容に沿って支援をすすめる．Cさんと父親2人だけで外出（母親への面会など）することからはじめ，外泊へと段階を踏んですすめていく．
- 外出・外泊前に毎回，目標をCさんと一緒に考えて決めておく．また父親とも目標を共有する．
- 外出・外泊からの帰棟時には，Cさんや父親から話を聴き，目標からの振り返りを行う．また，不安の軽減，安心できる支援内容への変更を行っていく．
- 外出・外泊を何回も繰り返し，そのつど支援内容を修正する．

◎外泊から退院へ

- 外泊を繰り返すなかで，自分でできること・支援が必要なこと・少しの手伝いや見守りでできることなど，さまざまなことがわかってきた．
- Cさん・父親とも「やはり家に帰るのは無理では？」と話すこともあったが，その都度，気持ちを傾聴し，かかわり方や対応を一緒に考えたりアドバイスすることで，徐々にCさん・父親とも「これならいけるかも」と変化がみられるようになった．
- 最終的にお互いに支援内容を確認し，訪問看護やヘルパーの準備が整ってからの退院となった．

引用・参考文献

1) こころの健康情報局：すまいるナビゲーター. https://www.smilenavigator.jp/（2019/10/30閲覧）

2) 浦川加代子. "統合失調症". 精神科Ⅱ. 川野雅資編. 東京, 中央法規出版, 2011, 31,（新看護観察のキーポイントシリーズ）.

3) 伊藤順一郎ほか責任監修. じょうずな対処 今日から明日へ：学びあい 支えあい リカバリー. 全改訂第1版. 千葉, NPO法人地域精神保健福祉機構（コンボ）, 2018, 22.

4) 寳田穂ほか. "入院治療の意味を理解する". 精神看護の展開：精神看護学②. 第4版. 武井麻子ほか編. 東京, 医学書院, 2016, 69-77,（系統看護学講座, 専門分野Ⅱ）.

5) 下里誠二ほか. Broste violence checklist（BVC）日本語版による精神科閉鎖病棟における暴力の短期予測の検討. 精神医学. 49（5）, 2007, 529-37.

6) 小宮敬子ほか. "チームのダイナミクス". 前掲書4). 56-7.

7) 林直樹ほか. "身体合併症". パーフェクト臨床実習ガイド：精神看護. 第2版. 萱間真美編. 東京, 照林社, 2015, 51.

8) 森山由佳理ほか. "服薬時の血液検査". 前掲書7). 69.

9) 白柿綾ほか. "精神科の治療と身体のケア". 前掲書4). 187-9.

10) 坂田三允. "急性期病棟：回復期初期にある人の生活と看護". 統合失調症・気分障害をもつ人の生活と看護ケア. 東京, 中央法規出版, 108-37.

11) 浦川加代子. "作業療法". 前掲書2). 176.

12) 田上美千佳. "退院時オリエンテーション". 前掲書7). 125-7.

13) 坂田三允. "統合失調症をもつ人の生活と看護". 前掲書10). 141-3.

14) 前川早苗. "心理教育". 前掲書2). 190-7.

15) 宇都宮宏子. "第3段階〜地域・社会資源との連携・調整". これからの退院支援・退院調整：ジェネラリストナースがつなぐ外来・病棟・地域. 宇都宮宏子ほか編. 東京, 日本看護協会出版会, 2011, 38.

16) 篠田道子. "チームケアと多職種参加のカンファレンス". チームの連携力を高めるカンファレンスの進め方. 第2版. 篠田道子編. 東京, 日本看護協会出版会, 2015, 12-3.

17) 坂田三允. "長期入院患者の退院を促進するための援助". 前掲書10). 159-63.

18) 角谷広子. "長期入院患者さんの看護". 精神科ビギナーズテキスト. 三訂版. 吉浜文洋ほか編. 東京, 精神看護出版. 2009, 110-3.

MEMO

改訂 2 版 はじめての精神科看護

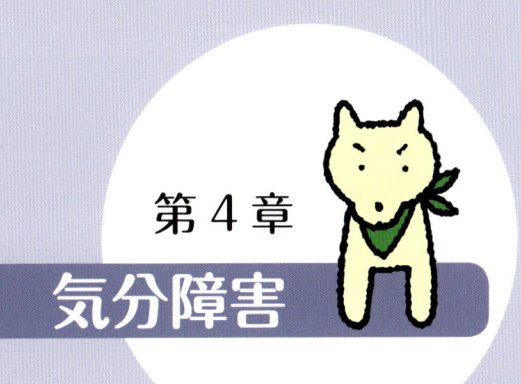

第4章
気分障害

気分障害とは[1,2]

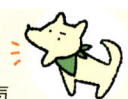

Point!

- 気分障害とは，気分が高揚したり落ち込んだりするなど，気分や意欲が障害される精神疾患です．
- 気分障害に属する疾患には，躁病相のみを繰り返す「単極性躁病」，うつ病相のみを繰り返す「単極性うつ病」，躁病相とうつ病相を繰り返す「双極性障害」などがあります．

用語
- **病相（エピソード）**
躁状態あるいはうつ状態が持続している期間のこと．

気分障害

	躁病相（躁状態）	うつ病相（うつ状態）	
	単極性躁病	単極性うつ病	
単極性	● 躁病のみはまれである	**大うつ病性障害** ● いわゆるうつ病．症状が数週間から月単位で続く．	
		気分変調性障害 ● 抑うつ症状は比較的軽いが，長時間持続するのが特徴である．	
双極性	双極性障害		
	双極Ⅰ型障害 ● 社会生活に支障が出るほどの躁状態がある． ● 躁病相とうつ病相の波が大きい．	**双極Ⅱ型障害** ● 比較的，軽い躁状態がある． ● うつ病などとの区別がつきにくい． ● 双極Ⅰ型障害よりも自殺率が高い．	

単極性うつ病とは[3]

Point!

- うつ病は，脳の神経伝達物質のバランスが悪くなり，気分が強く落ち込み，憂うつになるなどの精神症状がみられる精神疾患です．
- 精神症状だけでなく，不眠，食欲不振，易疲労感，倦怠感などといった身体症状が現れることもあります．

注意！ ◎抑うつ気分とうつ病の違い

- 気分が落ち込んだり，憂うつになったりといった抑うつ気分は，日常生活のなかで誰でも体験します．脳の神経伝達物質のバランスが保たれていれば，時間の経過とともに改善していきますが，うつ病は，脳の神経伝達物質のバランスが悪くなっているので，時間が経過しても改善しません．
- そのため仕事や学校に行けなかったり家事ができなかったりなど日常生活に支障をきたし，対人関係や社会生活にも支障が生じます．

うつ病の症状

精神状態

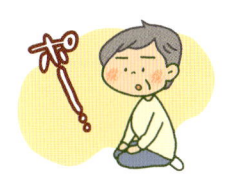
● 興味・関心の低下

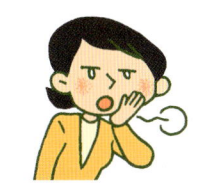
● 気力の低下

● 意欲がなくなる

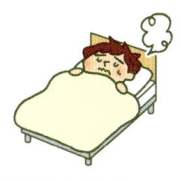
● 活動性の低下

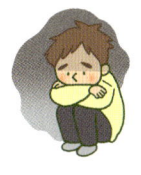
● 憂うつな気分

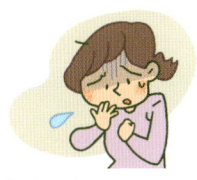
● 自分を責める

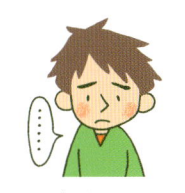
● 無口になる

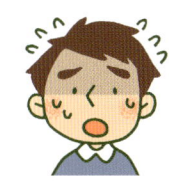
● 不安・焦燥感

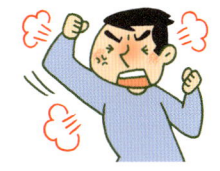
● イライラ

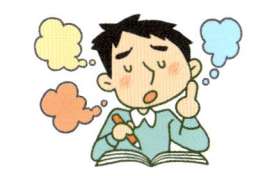
● 記憶力の低下
● 集中力の低下

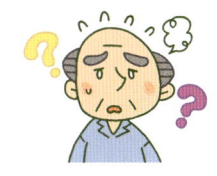
● 頭の回転が鈍くなる

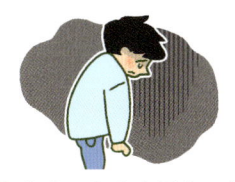
● 自分の存在を否定したり，悲観することで自殺を考える

身体状態

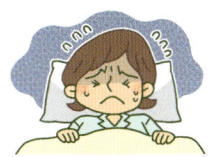 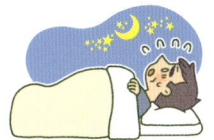 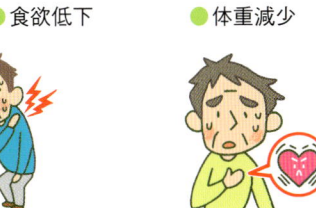 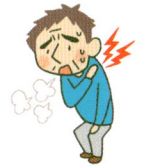 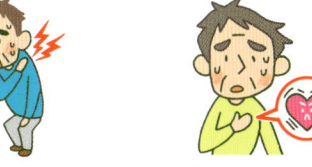
● 睡眠の問題（入眠困難，中途覚醒，早朝覚醒など）
● 食欲低下
● 体重減少

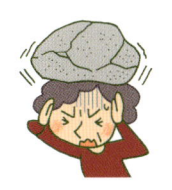
● 頭重感

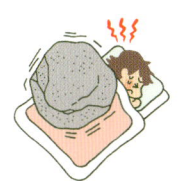
● 身体が重い

● 易疲労感
● 肩こり

● 動悸

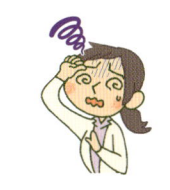
● めまい

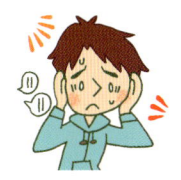
● 周囲の音に敏感になるなどの身体の不調

うつ病の経過

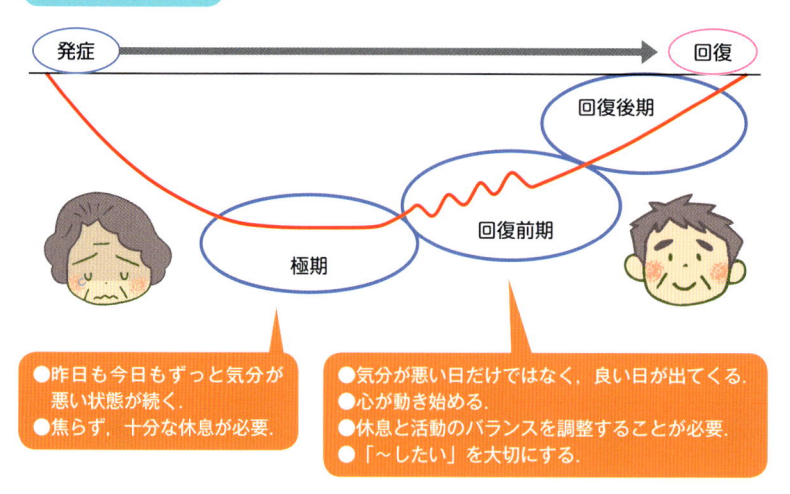

● 落ち込んだ気分は，少しずつ回復していきます．

● 回復のプロセスは，「3歩進んで2歩下がる」というように，上がり下がりを繰り返して，少しずつ安定していきます．

極期
● 昨日も今日もずっと気分が悪い状態が続く．
● 焦らず，十分な休息が必要．

回復前期
● 気分が悪い日だけではなく，良い日が出てくる．
● 心が動き始める．
● 休息と活動のバランスを調整することが必要．
● 「～したい」を大切にする．

うつ病になりやすい性格傾向

 **Point!**

● うつ病になる人は考え方にクセや傾向があることが多いです．
● 人の思考とは，その人が生まれ持ったものや人生経験のなかで培ったものなど，自分でも意識しないうちに染み付いていきます．

うつ病になりやすい性格傾向

先読み思考	白黒思考	べき思考
●「きっとうまくいかない」と悲観的な予想をしてしまいやすい傾向． ● その結果，自分の行動を制限し，本当にうまくいかなくなってしまう．	● ものごとを白か黒か，良いか悪いかというように極端に考えてしまいやすい傾向． ● 少しでも悪いことがあると「すべてダメ」になってしまいやすい．	●「こうすべき」「こうあるべき」と自分にプレッシャーをかけたり，「あのようにすべきでなかった」と，過去のことを思い悩んだりしやすい傾向．

深読み	自己批判
●「自分は嫌われている」「ダメな奴だと思われている」など，人の気持ちを深読みしてしまいやすい傾向．	● なにかよくないことが起こると，すべて自分のせいだと考えてしまいやすい傾向．逆に，すべて人のせいだと考えてしまいやすい傾向もある（他者批判）．

豆知識 メランコリー親和性性格

● メランコリー親和性性格とは，ドイツの精神科医テーレンバッハが提唱した，うつ病で入院した患者の病前性格の共通性を抽出したもののことです．

● 秩序を重んじる ● 他人に気を遣う
● 頼まれるとイヤとは言えない ● まじめ
● 正直 ● 仕事熱心 ● 過度に良心的・小心

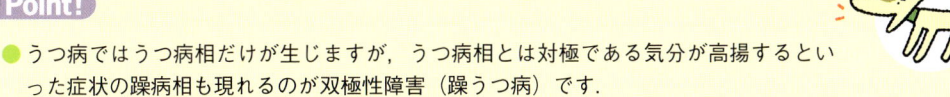

双極性障害とは[4]

Point!

● うつ病ではうつ病相だけが生じますが，うつ病相とは対極である気分が高揚するといった症状の躁病相も現れるのが双極性障害（躁うつ病）です．

◎ 双極性障害はどんな人でも発病する可能性があります．

● 原因についてはストレスが誘因になるといわれていますが，まだ解明されていません．

● 日本ではおよそ0.7%の割合で発病します．かかりやすさに男女差はありません．

● 20歳代から30歳代前後に発病することが多いといわれていますが，10歳代から老年期まであらゆる世代で発病する可能性があります．性格は関係ありません．

双極性障害の種類

双極Ⅰ型障害

● 激しい躁状態とうつ状態がある．

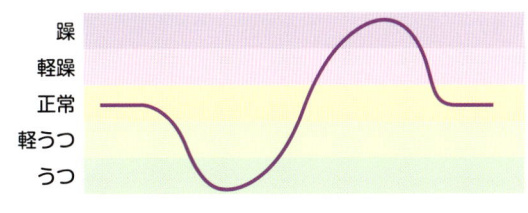

双極Ⅱ型障害

● 軽い躁状態（軽躁状態）とうつ状態がある．

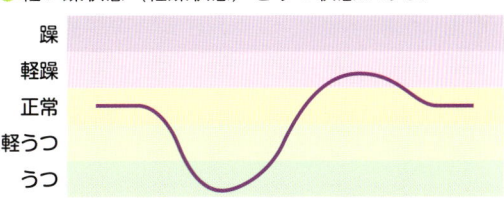

注意！ うつ病には双極性障害が隠れていることがあります

● 抑うつ状態で受診した患者のなかには，双極Ⅱ型障害の患者がいる可能性があります．双極性障害とうつ病の治療方法は異なるので注意が必要です．双極Ⅱ型障害の患者が抗うつ薬を服用するとかえって症状が悪化することがあるので，特にうつ病を繰り返している場合には軽躁状態がなかったかを確認するために，家族や周りの人からも情報を得ることが必要です．

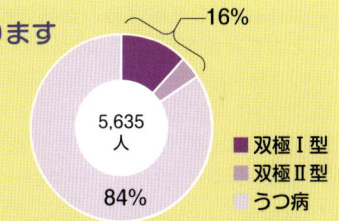

16%

5,635人

84%

■ 双極Ⅰ型
■ 双極Ⅱ型
□ うつ病

うつ病の症状で受診した患者の16%が双極性障害

Angst, J. et al. Prevalence and characteristics of undiagnosed bipolar disorders in patients with a major depressive episode: the BRIDGE study. Arch Gen Psychiatry. 2011, 68 (8), 791-9

躁状態の症状

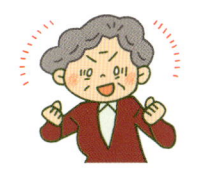

● 気分が高揚する

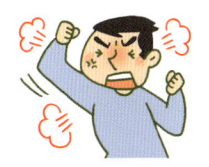

● 易刺激性・易怒性

● 自分が偉くなったように感じる

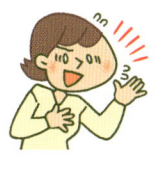

● 多弁

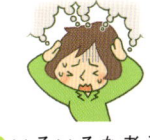

● いろいろな考えが次々に浮かぶ

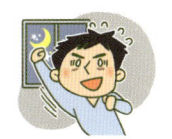

● 睡眠時間が短くても元気

● 注意がそれやすい

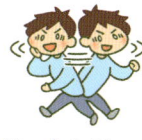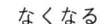

● じっとしていられなくなる

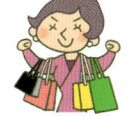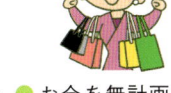

● お金を無計画に浪費してしまう

第 4 章

うつ病患者の看護

 ## 入院時に大切なこと

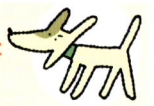

Point!

● うつ病の治療中に最も避けなくてはいけないのが「自殺」です. 自殺は行動を起こしてしまえば, 取り返しのつかないことになります. 希死念慮による行動化のリスクを, 入院時から把握しておく必要があります.

 ## 入院治療の中心となるのは

薬物療法

● うつ病の原因の一つと考えられている脳の神経伝達物質の減少を補うために, 薬の力が必要となります.

精神療法

● 援助提供者との言葉のやりとりや関係性を通して, 患者に好ましい変化をもたらす行為の総称です.

休息

● 社会生活のストレスから離れ, 心身を休めることが大切で, とくに十分な睡眠を確保することが重要です.

MEMO うつ病の小精神療法に関する「笠原の7か条」

● 「うつ病の小精神療法」とは, 精神科医の笠原嘉氏が1980年ごろに提唱した精神療法です. 性格や考え方を変えることには焦点を当てずに, 患者を従来の状態に回復させることを目指しているものです.

● うつ病治療の本質といえるもので, 30年以上前に提唱されたものであるにもかかわらず, 現在でも多くの精神科医が診察に取り入れています.

① うつ病は病気であり, 単に怠けではないことを認識してもらう
② できる限り休養をとることが必要
③ 抗うつ薬を十分量, 十分な期間投与し, 欠かさず服用するよう指導する
④ 治療にはおよそ3か月かかることを告げる
⑤ 一進一退があることを納得してもらう
⑥ 自殺しないように誓約してもらう
⑦ 治療が終了するまで重大な決定は延期する

笠原嘉. うつ病（病相期）の小精神療法. 季刊精神療法. 4, 1978, 118-24.

事例紹介　Dさん（50歳代, 女性）①

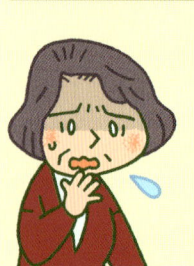

● 夫と義父との三人暮らし
● 義母は認知症のため施設に入所している.
● 自宅では義父が認知症で介護の必要な状態である.
● 長男は結婚して実家を出ている. 家庭を持ち, 実家への協力は望めない.
● 長女も就職を機に遠方で一人暮らしを始める.
● 夫は仕事で帰宅時間が毎日遅く, 家事や義父の介護はすべてDさんに任せている.
● 自宅で介護中であるが, 支援サービスは受けていない.
● Dさんの実父は昨年に死去. 母は健康であるが遠方で一人暮らしをしている.
● Dさんは几帳面で何事にも妥協しない性格であった.

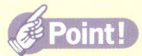 **入院直後**

Point!

◎大切なのは自殺予防
- 自殺を防ぐために室内環境の調整は重要です.

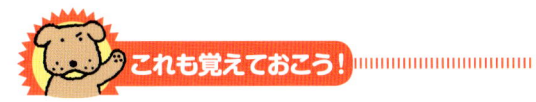 これも覚えておこう!

- 患者の体験や感じていることを認める傾聴や共感的な対応で, 患者との関係性を構築します.

環境調整

- 自殺企図を防ぐために室内の環境を整えます.

Point!

◎モニター観察可能な部屋を選択する
- カーテンを外す.
- シーツや包布を外す.
- 室内への持ち込み物を必要最低限にする.
- ナースコールやベッドのコントローラーなどのコード類を外す.

内服開始

- 抗うつ薬を十分な量, 期間, 内服することが基本です.

Point!

- 抗うつ薬の効果は, 内服開始から2週間ほど経過してから現れる.
- 抗うつ薬の効果より先に副作用を感じて服薬を嫌になることがあるので, 副作用の観察や内服確認が必要.

希死念慮の確認

- 聞きにくいことかもしれませんが, とても大切なことです.

Point!

- 「死にたい」と言われたときは, まず話をゆっくりと聞き, 「つらいんだね」という気持ちを受け止めたことを伝え, その気持ちはあくまでも「病気によって起こっている」ということを伝えましょう.
- また「あなたが死んだら私は悲しい」「死なないでほしい」という気持ちは, 患者の存在にポジティブな意味をもたらすため伝えるべきです.

これも覚えておこう! **抗うつ薬の副作用**

口渇, 便秘, 排尿障害, 悪心・嘔吐, 起立性低血圧など (p.98)

| 事例紹介 | Dさん (50歳代, 女性) ② |

◎入院のきっかけ
- 先月から不眠となり, 食欲もなくなってきた.
- 長女が心配し近所のクリニックを受診したところ, うつ病の疑いと言われ, 睡眠薬が処方された.
- 今月に入り「生きているのがつらい」などの発言があった.
- 昨日, クリニックで処方された睡眠薬を多量服薬した. 帰宅した夫が台所で倒れているDさんを発見し救急病院へ搬送された.
- 翌日, 精神科病院を受診して医療保護入院となる.

> 抑うつ状態となったDさんは, 「自分は何もできない」「生きている価値のない人間だ」「死んだほうがよい」と考えがちな精神状態となっていた. 医師はDさんの安全を守るために, また治療して「死にたい」という希死念慮が消えるように入院させることを決めた. 自傷, 自殺を防ぐために隔離対応での入院が必要と判断した.

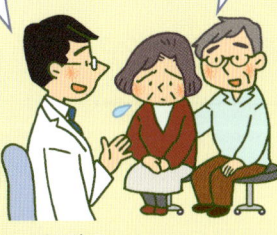

入院してゆっくり休みましょう

家のことは俺が何とかするから…

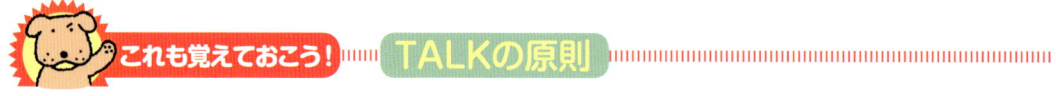

これも覚えておこう！ **TALKの原則**

● カナダの自殺予防グループがまとめたもので，自殺の危険が高いと思われる人へ，どのように対応したらよいかを，端的にまとめたものです．

◎ Tell：「あなたを見ているととても心配になる」ということを明確な言葉で伝える．
◎ Ask：「死にたい」という気持ちについて，はっきりとたずねる．
◎ Listen：傾聴する．最初は聞き役に徹して，相手の絶望的な気持ちを受け止める．
◎ Keep safe：危ないと感じたら，その人を絶対に1人にせず，安全を確保したうえで必要な対処を行う．

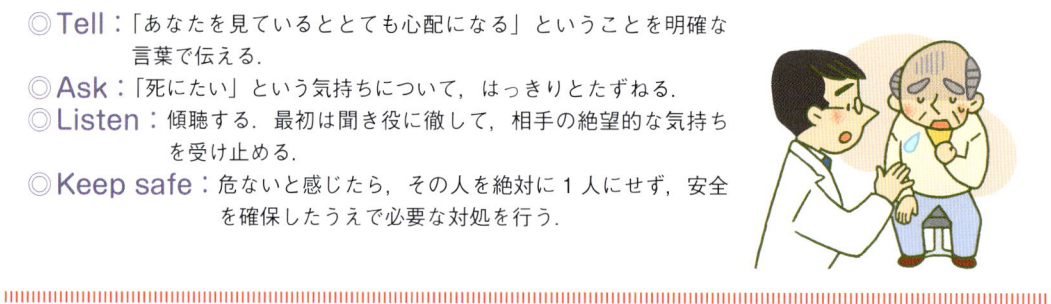

回復のプロセス

Point! ◎回復のプロセスは，「3歩進んで2歩下がる」

● 急性期の無気力で気分が落ち込んだ状態から，周りへの関心や活動性が回復期では現れます．しかし，その状態は安定して上向きになるのではなく，上がり下がりを繰り返して，少しずつ安定していきます．

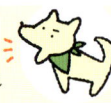

急性期・極期 （2～3週間）	●うつ病のさまざまな症状がはっきりと現れる時期． ●本人も周囲の人も今までと違う状態に気がつき，病気と認識されて受診に至る． ●多くはこの時期に治療が開始される．
回復期 （1～2か月）	●治療によって回復に向かいつつある段階．うつ状態が良くなったり悪くなったりを繰り返しながら，少しずつ回復していく． ●この時期に注意しなければならないのは自殺で，極期よりも回復期のほうが多い．
社会復帰期	●症状が安定して社会復帰を果たすことができる時期． ●ただしうつ病はきわめて再発しやすいという特徴があるため，回復期を過ぎても1～2年間は薬物治療を継続し，再発を予防することが必要．

事例紹介 **Dさん（50歳代，女性）**③

◎室外へ出てきて，
他者と会話をするようになってきた

● 入院2～3週間でDさんの希死念慮がなくなり，医師から隔離解除の指示が出た．
● 入院1～2か月がたったころ，ほとんど部屋で臥床していたDさんがデイルームへ出てくることが増えてきた．

回復期の観察のポイント

Point!

● 患者の様子を観察し，回復の程度を検討します．

睡眠状態

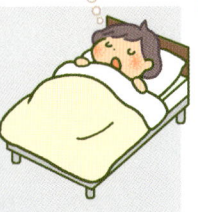

● 睡眠の評価は，「何時間眠れたか?」も大切だが，患者が「よく眠れた」と感じる睡眠の質も大切．

表情・会話

● 話しかけたときに笑顔が出てきたり，返答するスピードや言葉数が増してくる．

食事

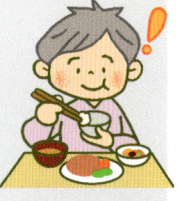

● 食事量はもちろん，食事前の空腹感や「おいしい」など味の感じ方，食事への欲求に変化が出てくる．

意欲・関心

● それまで周りのことに関心をもてなかったが，他者や周りの物事に意識が向くようになり，行動が変化してくる．

自殺企図

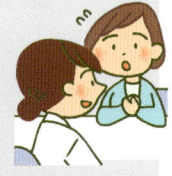

● 身体が動くようになり，希死念慮を行動化できるようになる時期．
● 希死念慮の有無の聴き取りが重要．

躁状態

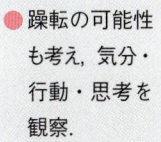 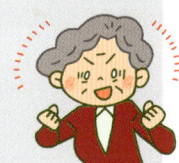

● 躁転の可能性も考え，気分・行動・思考を観察．
● また，過去の躁状態のエピソードがないか聞き取る．

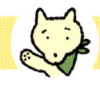 ## 回復期のかかわり

Point!

● 気分が安定して活動的となり，リハビリの導入時期ですが，希死念慮による行動化にも注意が必要です．

規則正しい生活

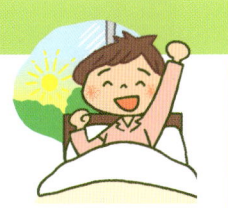

● 毎日，同じ時間に起きて寝る生活が身体のリズムをつくり，不眠の改善や，気分や食欲の安定につながります．

面会・外出後のケア

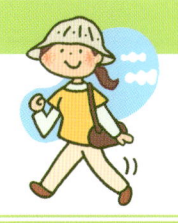

● 毎日の沈んだ気持ちは軽減して，面会や外出ができるようになります．焦りやストレスを感じる場面も多くなります．

内服援助

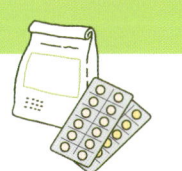

● 抗うつ薬の効果が現れ，最初に改善するのは睡眠障害と食欲不振であり，抑うつ感の改善は比較的最後です．

家族・家族関係のケア

● 退院後の生活を考え，家族のうつ病への理解を高めたり，家族関係の問題点を改善する必要があります．

第 4 章

 再発予防のために

Point!

- 抑うつ気分が徐々に改善してくると，患者の持っている力を回復する目的や，うつ状態の再発の予防のために，さまざまなプログラムに治療として参加してもらいます．
- また家族にもうつ病について理解してもらい，患者を支えていく土台づくりをします．

作業療法（OT）
作業療法士（OTR）

- 活動を取り入れ生活のリズムをつくります．できる範囲で少しずつ活動を増やしていきます．

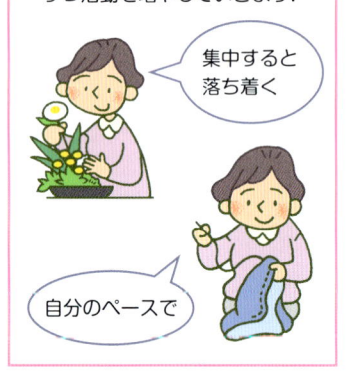

集中すると落ち着く

自分のペースで

心理教室
公認心理師

- 病気の概要や症状の内容，治療方法，薬の作用・副作用，再発予防などを，数人の同じ病気で悩む人たちと一緒に学びながら，病気に対応する術を考えていく治療方法です．
- 個別に行う場合もあります．

家族教室
医師・公認心理師・PSW

- 家族を対象に，病気の概要や症状の内容，治療方法，薬の作用・副作用，再発予防などを，同じ病気の患者をもつ家族といっしょに学びながら，本人との接し方を考えていきます．

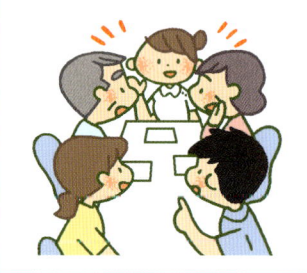

これも覚えておこう！　多職種連携の中心は看護師です！

- 医師はもちろん，作業療法士，公認心理師，精神保健福祉士，管理栄養士，薬剤師など，入院中はさまざまな職種が患者とかかわり，治療を進めていきます．そのなかでも看護師は，患者の傍らで，近く，長くかかわる存在です．
- さまざまな情報を集め，患者の総合的な理解やケアに活かすことが看護師の役割であり，看護師が多職種チームの中心となることが，患者の治療を効果的に進めることになります．

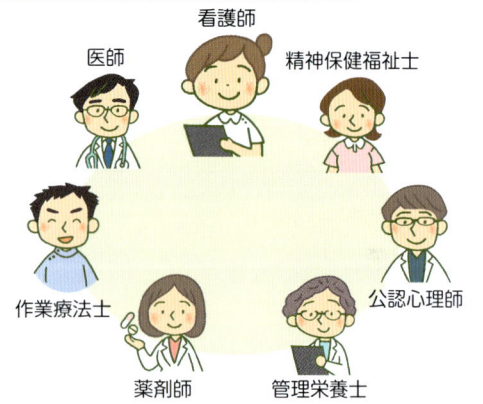

看護師　医師　精神保健福祉士　作業療法士　薬剤師　管理栄養士　公認心理師

事例紹介　Dさん（50歳代，女性）④

◎回復期から社会復帰へ
- 入院して1か月経過したころ，生活のリズムを整えるために作業療法を開始した．
- 作業療法へ意欲的に参加できるようになったころ，再発予防のために心理教育を開始した．
- 夫にも，Dさんの病気と治療継続の必要性を理解してもらうために，家族教室への参加を勧めた．

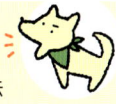

精神療法 [8~10)]

8~10)

 **Point!**

- 精神療法にはさまざまな種類があります．大うつ病性障害に有効とされている精神療法として，「認知行動療法」と「対人関係療法」があります．

認知行動療法 **Point!**

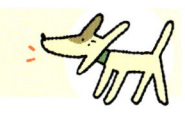

- ストレスには，環境からのストレスと，自分からのストレスがあります．

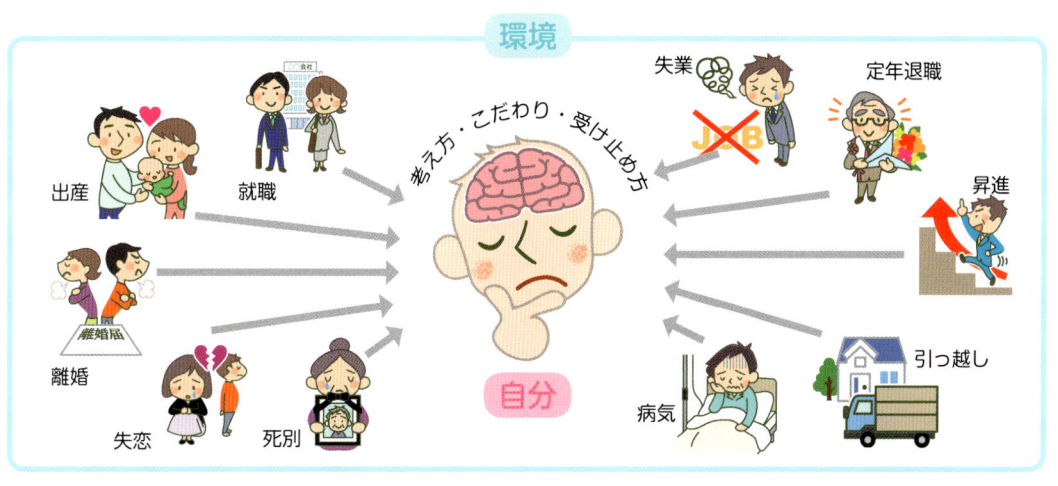

- ストレスがたまると，考え方が極端になりやすいといわれています．受けているストレスは同じでも，考え方や行動によって，気分や身体の反応は変わってきます．
- 間違った考え方があるわけではなく，自分を苦しめている考え方の「クセ」に気づくことが大切です．認知行動療法は，考え方の「クセ」を柔軟性のあるバランスのとれた考え方に修正することで，気持ちを楽にし，問題に対処できるようにしていく精神療法の一つです．

◎薬物療法との併用が効果的といわれています．

対人関係療法

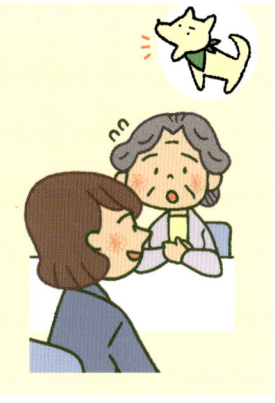 **Point!**

- うつ病を発症させる要因として，対人関係のストレスや不安が挙げられます．
- 対人関係療法は，身近な人との関係を良好に保ち安定した関係を築くことで，うつ病を予防したり治したりする精神療法の一つです．
- 対人関係療法では家族・親友・恋人など，患者にとって現在最も親密で重要な他者との関係について分析し，安定した関係が築けていなければその原因と解決方法を探っていきます．

第4章

退院に向けてのカンファレンス

☞ Point!

- ● 患者の気分の安定がみられるようになれば，退院に向けて主治医・看護師・ケースワーカー・地域の支援者・家族を含むカンファレンスが行われます．
- ● カンファレンスでは患者の退院後の生活をイメージして，どんなサポートが必要か，受けられるのかを，皆で考えます．
- ● 退院しても，すぐに以前の生活のように動けるわけではありません．ゆっくりと休みながら，無理せず，患者のペースで生活することが必要です．

◎多職種を束ねるカンファレンスの司会は，看護師が適任です

- ● 患者や家族に寄り添い，疾患や治療，家族情報など総合的に患者を理解していること，多職種との接点が濃厚であることから，看護師がカンファレンスの司会を担うのが現実的です．

> ● 患者や家族の希望をしっかりと聞き取ることが大切です！

事例紹介　Dさん（50歳代，女性）⑤

◎Dさんの退院前カンファレンス（参加者：医師，看護師，PSW，Dさん，夫）

- ● **Step 1**　開会：開催の目的「退院後の再発を防ぐための生活支援について」
  ①家族の協力体制について　②Dさんの過ごし方について

- ● **Step 2**　患者・家族の意向，支援の方向性
  ①Dさんの，義父への介護負担を軽減するために，社会資源の導入を考える．
  ②夫は，家族教室に参加することでDさんの病気を理解できた．夫の協力を得て，義父への介護や家事を分担できないか検討する．
  ③Dさんがストレスを発散できる機会をつくる．

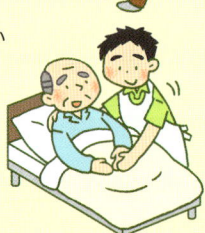

- ● **Step 3**　課題と計画（案）について意見交換
  ①義父の社会資源導入についてはPSWが情報提供，支援をする．
  ②夫が早く帰宅してDさんを手伝うために，夫の会社に協力を求められないか，相談する．
  ③Dさんが悩みを相談し，症状管理ができるように訪問看護の導入を検討するが，Dさんは世間体を気にして，拒否される．
  ④Dさんの趣味を活かした活動ができる場を検討する．

- ● **Step 4**　支援の方向性の決定，課題と計画（案）の修正
  ①義父はデイサービス，訪問看護，ヘルパーを導入する
  ②夫はできる限り早く帰宅して，介護・家事を手伝う
  ③Dさんは，さまざまな活動プログラムがあり悩み相談もできる地域活動支援センターに興味を示し，見学に行くことになる．

- ● **Step 5**　閉会：カンファレンスの合意事項，残された課題の共有
  ①義父が社会資源を受けられるかどうかを，義父本人に確認する．
  ②夫の会社へ，協力が得られるかどうかを確認する．
  ③試験外泊を繰り返し，自宅でのDさんの様子を確認する．
  ④地域活動支援センターの見学

◎外泊から退院へ

- ● カンファレンス後，義父のデイサービス，訪問看護，ヘルパーの導入が決定．
- ● 自宅への外泊を繰り返し，夫の会社の理解も得ることができた．夫の家事への協力も得て，Dさんは自宅での生活に自信がついた．
- ● 退院後は外来に定期的に通院しており，地域活動支援センターでの出来事を主治医に楽しそうに話している．

引用・参考文献

1) 坂田三允. "気分障害の理解". 統合失調症・気分障害をもつ人の生活と看護ケア. 第9版. 東京, 中央法規出版, 2007, 173-4.

2) 厚生労働省. "うつ病". 知ることからはじめよう みんなのメンタルヘルス. https://www.mhlw.go.jp/kokoro/speciality/detail_depressive.html (2019/10/30 閲覧)

3) 上島国利監修. 患者さんとご家族のためのうつ病 ABC. 東京, 大塚製薬, 2013, 19p.

4) 加藤忠史監修. 患者さんとご家族のための双極性障害 ABC. 東京, 大塚製薬, 2012, 19p.

5) Angst, J. et al. Prevalence and characteristics of undiagnosed bipolar disorders in patients with a major depressive episode: the BRIDGE study. Arch Gen Psychiatry. 2011, 68 (8), 791-9

6) 笠原嘉. うつ病（病相期）の小精神療法. 季刊精神療法. 4, 1978, 118-24.

7) 下山晴彦ほか監修. 家族のためのよくわかるうつ. 東京, 池田書店, 2011, 208p.

8) 堺市心の健康センター. "治療". うつ病ってなに？. 2013年10月, 9.

9) 伊藤絵美. ケアする人も楽になる認知行動療法入門 BOOK1. 東京, 医学書院, 2011, 184p.

10) 岡田佳詠. 進め方と方法がはっきりわかる：看護のための認知行動療法. 東京, 医学書院, 2011, 248p.

11) 篠田道子. "チームケアと多職種参加のカンファレンス". チームの連携力を高めるカンファレンスの進め方. 第2版. 篠田道子編. 東京, 日本看護協会出版会, 2015, 12-3.

12) 前田雅也ほか. "気分障害（躁うつ病）". エクセルナース：精神科編. 五味渕隆志ほか編. 東京, メディカルレビュー社, 2007, 34-42.

13) 鷹野朋実. "気分障害：躁状態の看護／うつ状態の看護". 前掲書12). 246-50.

第4章

MEMO

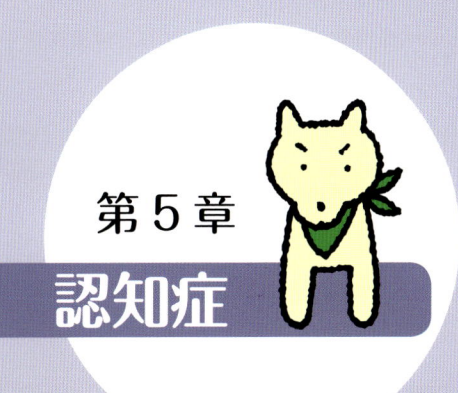

第5章
認知症

認知症とは[1, 2]

Point!

- 認知症とは, 脳や身体の疾患を原因として, いったん獲得した知的能力が低下した状態と定義され, 学習, 記憶, ものを考えたりすることができなくなってしまう状態のことをいいます.
- 認知症を生じる病気には多くのものがあり, 脳血管性認知症や, 変性性認知症としてアルツハイマー型認知症, レビー小体型認知症, 前頭側頭型認知症（ピック病）などが挙げられます.
- 長寿国の日本にとっては, 高血圧や生活習慣病とともに, 誰にでも起こる可能性があります.

認知症のもの忘れの特徴

- もの忘れの自覚がない
- 進行性のもの忘れ
- 日常生活に何らかの支障をきたす

↓

◎ **体験したこと自体を忘れてしまう**

アルツハイマー型認知症

- 認知症の6割を占める疾患です. アミロイドβタンパク質という異常なタンパク質が脳に溜まることで, 記憶障害や判断力の低下が起こります.
- 一般的には女性に多いとされています.

レビー小体型認知症

- アルツハイマー型認知症の次に多い疾患です.
- 男性に多いとされています.
- 初期には記憶障害は目立たず, 子どもや虫などの幻視, パーキンソニズム（歩行障害）などの症状が特徴です.

前頭側頭型認知症

- 原因ははっきりわかっていませんが, ほかの認知症より若年で発症することが特徴です.
- 同じ行動を繰り返し行ったり, 反社会的な行動（信号無視や万引きなど）などの症状がみられます.

脳血管性認知症

- 脳梗塞などが原因で生じ, 障害部位や程度によって症状が異なります. 意欲や関心がなくなるほか, 記憶障害については, 手がかりがあれば思い出せることが特徴です.
- 理解力や判断力は比較的保たれているとされています.

認知症の原因疾患の割合

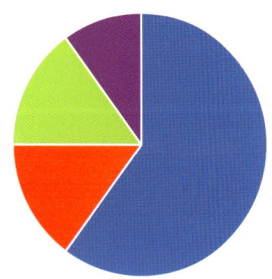

- アルツハイマー型認知症
- レビー小体型認知症
- 脳血管性認知症
- 前頭側頭型認知症ほか

Point!

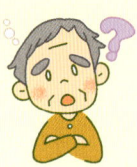

- アルツハイマー型認知症が全体の約60%を占めています.
- 次いで脳血管性認知症とレビー小体型認知症が約15%ずつ.
- そのほかはまとめて10%弱です.

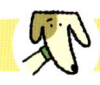

 認知症の症状

🖐 Point!

● 認知症の症状は，中核症状とBPSD（行動・心理症状）の2つに分けることができます．
● 中核症状とは脳の神経細胞が壊れることで直接起こる症状のことで，認知症になると必ず現れます．
● BPSD（行動・心理症状：behavioral and psychological symptoms of dementia）は中核症状とは違って中核症状が原因で起こるストレスから生じていることが多く，認知症のすべての人にみられるわけではありません．そのため現れ方は人によって違います．
● 介護者が対応に困るのはBPSDの症状であることが多いです．

BPSD（行動・心理症状）

不安　せん妄　幻覚　妄想　睡眠障害　多弁

中核症状

記憶障害
● ものごとを記憶することができなくなる．
● 経験，体験，知識，習慣など長期間に培った記憶を想起できない長期記憶障害と，つい先ほどまでの出来事を記憶できない短期記憶障害とがある．
実行機能障害
● ある行動を，順序立てて実施することができない．
● 計画を立てたり，手順を考えるなどができなくなる．
失語・失認・失行
● 失語…言葉を司る脳の部分が機能しなくなり，言葉がうまく使えなくなる状態のこと．
● 失認…身体的には問題はないが，認知力をはたらかせて状況を正しく把握することがむずかしい状態のこと．
● 失行…身体機能に問題はなく，行動しようとする意思はあるものの，今までの生活で身につけてきた動作が行えない状態のこと．
判断力の低下
● 筋道を立ててものごとを考えたり，判断ができなくなったりする．
見当識の障害
● 見当識とは，自分が今どのような状況に身を置いているかを把握する能力のこと．それが障害されると，年月日や時間，季節，場所，人物などがわからなくなる．

焦燥　多動　依存　抑うつ　異食　心気（思い込み，心配しすぎ）　過食

仮性作業（一見すると目的や意味のわからない作業）　暴言・暴力　徘徊　不潔行為　介護への抵抗

BPSDは治療可能です！

◎ BPSDが認知機能の低下から生じているのか，周囲の環境から生じているのかを検討することが大切です．症状を見るのではなく，その人をみることでBPSDの改善につながります．
◎ 中核症状に対しても，睡眠－覚醒リズムを整えたり，指示が入りやすいよう，統一した対応が効果的です．
◎ 安心して過ごせる環境調整や，認知症者へのかかわり方，個人に合った適切な運動や作業療法，心理療法（回想法）などが効果的です．

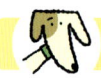  認知症の診断

Point!

● 認知症の診断は，心理検査だけでなく，画像診断（CT，MRIなど）や，患者・家族からの病歴の聴取，もの忘れエピソードの聴取など，総合的に判断されます．

長谷川式簡易知能評価スケール (HDS-R)

● 9項目の設問で構成されており，5～10分で施行できるなど簡便である．30点満点中20点以下だと"認知症疑い"となり，21点以上を非認知症とする．

心理検査の結果

検査項目：HDS-R

氏名 _____ 歳 　　検査者：_____

検査日：H 　年　月　日 　　　　　　男・女

生年月日：M・T・S 　年　月　日

（検査日： 年 月 日）			（検査者： ）
氏名：		生年月日： 年 月 日	年齢： 歳
性別： 男／女	教育年数（年数で記入）： 年	検査場所	
DIAG：		（備考）	

1	お歳はいくつですか？（2年までの誤差は正解）		0　1
2	今日は何年の何月何日ですか？ 何曜日ですか？	年	0　1
	（年月日，曜日が正解でそれぞれ1点ずつ）	月	0　1
		日	0　1
		曜日	0　1
3	私たちがいまいるところはどこですか？（自発的にでれば2点，5秒おいて，家ですか？病院ですか？ 施設ですか？ のなかから正しい選択をすれば1点）		0　1　2
4	これから言う3つの言葉を言ってみてください．あとでまた聞きますのでよく覚えておいてください．（以下の系列のいずれか1つで，採用した系列に○印をつけておく）1：a）桜 b）猫 c）電車 2：a）梅 b）犬 c）自動車		0　1 0　1 0　1
5	100から7を順番に引いてください．（100-7は？，それからまた7を引くと？と質問する．最初の答が不正解の場合，打ち切る）	（93） （86）	0　1 0　1
6	私がこれから言う数字を逆に言ってください．（6-8-2, 3-5-2-9を逆に言ってもらう，3桁逆唱に失敗したら打ち切る）	2-8-6 9-2-5-3	0　1 0　1
7	先ほど覚えてもらった言葉をもう一度言ってみてください．（自発的に回答があれば各2点，もし回答がない場合以下のヒントを与え正解であれば1点）a）植物 b）動物 c）乗り物		a：0　1　2 b：0　1　2 c：0　1　2
8	これから5つの品物を見せます．それを隠しますので，なにがあったか言ってください．（時計，鍵，タバコ，ペン，硬貨など，必ず相互に無関係なもの）		0　1　2 3　4　5
9	知っている野菜の名前をできるだけ多く言ってください．（答えた野菜の名前を右欄に記入する．途中で詰まり，約10秒間待っても答えない場合にはそこで打ち切る）0～5＝0点，6＝1点，7＝2点，8＝3点，9＝4点，10＝5点	⋯⋯⋯⋯ ⋯⋯⋯⋯ ⋯⋯⋯⋯	0　1　2 3　4　5
		合計得点：	

※20点以下は認知症の疑いあり

加藤伸司ほか．改訂長谷川式簡易知能評価スケール（HDS-R）の作成．老年精神医学雑誌．2，1991，1339-47．

ミニメンタルステート検査 (MMSE)

● 11項目の質問形式．30点満点で，27～30点を正常，22～26点を軽度認知障害の疑いあり，21点以下を認知症などの認知障害がある可能性が高いと評価する．

心理検査の結果

検査項目：MMSE

検査日 　年　月　日 　　　　　　検査者：_____

氏名 _____ 歳 　　　　　男・女

生年月日：M・T・S 　年　月　日

	質問内容	回答	得点
1（5点）	今年は何年ですか．	年	
	いまの季節は何ですか．		
	今日は何曜日ですか．	曜日	
	今日は何月何日ですか．	月	
		日	
2（5点）	ここはなに県ですか．	県	
	ここはなに市ですか．	市	
	ここはなに病院ですか．		
	ここは何階ですか．	階	
	ここは何地方ですか．（例：関東地方）		
3（3点）	物品名3個（相互に無関係）検査者は物の名前を1秒間に1個ずつ言う．その後、被検者に繰り返させる．正答1個につき1点を与える．3個すべて言うまで繰り返す（6回まで）．何回繰り返したかを記せ＿回		
4（5点）	100から順に7を引く（5回まで）、あるいは「フジノヤマ」を逆唱させる．		
5（3点）	3で提示した物品名を再度復唱させる．		
6（2点）	（時計を見せながら）これは何ですか．（鉛筆を見せながら）これは何ですか．		
7（1点）	次の文章を繰り返す．「みんなで、力を合わせて綱を引きます．」		
8（3点）	（3段階の命令）「右手にこの紙を持ってください」「それを半分に折りたたんでください」「机の上に置いてください」		
9（1点）	（次の文章を読んで、その指示に従ってください）「眼を閉じなさい」		
10（1点）	（なにか文章を書いてください）		
11（1点）	（次の図形を書いてください）		
		得点合計	

※24点以下は認知障害が疑われる

言語性	動作性	合計
／21	／9	／30

北村俊則．"Mini-Mental State（MMS）"．高齢者のための知的機能検査の手引き．大塚俊男ほか編．東京，ワールドプランニング，1991，35-8．
Folstein,MF, et al. Mini-Mental State : a practical method for grading the cognitive state of patients for the clinician. J Psychiatr Res. 12（3），1975，189-98．

アルツハイマー型認知症患者への看護

 入院時に大切なこと

看護のポイント Point!

◎基本的なコミュニケーションを
しっかりとりましょう！

- 視線を合わせる
- 笑顔で，はっきり，ゆっくりと話しかける
- 名前をきちんと名乗る
- 認知症者に，自分がしたいことを表現してもらう
- 相手を否定しない
- 高齢者を敬う言葉づかい，態度で接する

身体面のチェック

- 認知症高齢者の検査では，高齢のため身体疾患が隠れていることがめずらしくありません．
- 血液検査，X線などもチェックすることが重要です．

事例紹介 　Eさん（80歳代，女性／アルツハイマー型認知症）①

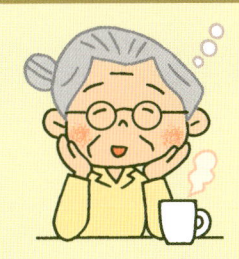

- 夫と二人暮らし．長男，長女は結婚し，それぞれ近所に住んでいる．
- 10年前，もの忘れをきっかけに近医を受診し，認知症の診断を受ける．
- 夫がおもな介護者で，介護サービスや，近所に住む子どもたちの援助を受けながら生活していた．

◎入院のきっかけ

- 最近，怒りっぽくなり，夫に対して暴力をふるうようになっていた．
- トイレで下着を下ろさずに排泄しようとし（失行），夫が手伝おうとすると激昂した．
- 食事をしたことを忘れるようになってきた（記憶障害）．
- 夜中に家を出て行き，警察に保護されることがたびたびあり（夜間の徘徊，睡眠障害），自宅での介護困難，夫の休息目的のため入院となった．

Eさんの検査結果

- HDS-R…10点
- MMSE…12点
- CT検査…側頭葉から頭頂葉に萎縮

◎入院時の様子

- Eさんは，夫，長男，長女に付き添われて精神科病院の外来を受診．しかし医師が入院について説明すると，「入院？ 私はどこも悪くない，嫌よ！」と強い拒否があった．
- 家族がなんとか説得し，入院病棟まで行くことはできたものの，Eさんは病棟入り口のドアを叩いて帰宅要求を示した．
- 対応した病棟看護師が，入院に対する不安を軽減するように基本的コミュニケーションをしっかりととり，かかわったところ，Eさんは落ち着きを取り戻すことができた．

豆知識 アルツハイマー型認知症の脳萎縮の特徴

- 側頭葉内側から頭頂葉にかけて，徐々に萎縮が進む．
- 側頭葉にある海馬から萎縮がはじまるので，記憶障害が初期症状にみられる．
- さらに頭頂葉から後頭葉に萎縮が進んでいくと，失行や視空間認知障害も認められるようになる．

第
5
章

入院中の環境調整と日常生活援助 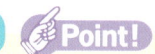 Point!

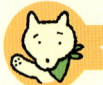 **その❶**

◎環境調整
- 環境とは「その人に影響を与えるすべてのもの」のことを指します.
- 入院そのものが環境の変化となります.
- 重要なのは，相部屋の患者同士の人間関係やかかわるスタッフなど，人も環境の一部であるということです.

その❷

◎日常生活援助
- 日常生活援助では，その人の状態に合わせたケアを行うことが重要です.
- 認知症高齢者は，症状が重度であっても感情や自尊心は残っているといわれています.かかわるスタッフは，今行われているケアが適切かどうかをつねに話し合い，苦痛・不快の軽減に努めます.
- そのためには，行動制限の妥当性，日常のかかわりの倫理的な問題点を話し合える風土，土壌づくりが大切です.

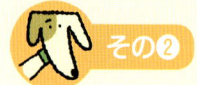 **これも覚えておこう!** せん妄と認知症の違い

- せん妄とは，「急激に」「一過性に」生じる軽度の意識障害のことです.認知症の不眠に対して睡眠薬を与薬したとき，せん妄が生じることがあります.
- 認知症の症状とせん妄の症状は似ているので，注意が必要です.

	せん妄	認知症
意識	● 意識障害がある	● おおむね正常
発症時期	● 特定できる	● 特定できない
発症期間	● 一過性（数時間から数週間）	● 持続性
症状	● 突然暴れ出す ● 妄想，幻覚，幻聴 ● 攻撃的になる　　など	● 記憶障害 ● 見当識障害 など

事例紹介　Eさん（80歳代，女性／アルツハイマー型認知症）②

◎記憶障害への援助
- Eさんは記憶障害のため，入院中も「私の食事が来ていないんですけど」と訴えることがあった.
- 看護師が，すでに食事を食べた事実を指摘せずに，食事は準備中であると伝え，「お腹が空いているのですね」と共感的な声かけを行うと，それ以上の訴えはなかった.

◎失行への援助
- Eさんは失行のため，入院中もトイレで下着を下ろさずに排泄しようとした.そのことが原因で排泄の失敗をすることがあったが，スタッフはEさんのつらい気持ちに寄り添い，本人だけに聞こえるように声をかけたうえで，速やかに対処することを心がけた.
- 入院前の本人の排泄のサインを家族に確認し，入院中も同じかかわりを継続した.

◎夜間の徘徊と不眠への援助
- 入院当初，夜間の徘徊と不眠が認められた.
- 徘徊しているEさんに理由を聞くと，「家に帰りたくて出口を探している」との返事があった.看護師は，Eさんの「家に帰りたい気持ち」に寄り添い，少しのあいだ，出口を探すEさんと行動をともにした.タイミングをみてベッドに誘導し，Eさんはベッドに横になることができた.
- その後，不眠への介入として，光療法と日中のレクリエーション活動への参加を促したことで，次第にEさんは睡眠をとれるようになっていった.

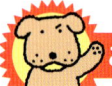

 認知症のリハビリテーション

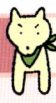 Point!

- 認知症の治療方法の一つとして，リハビリテーションが挙げられます．
- リハビリテーションを効果的に行うポイントは，「身体を動かす」「考える」「心の満足」の3つをできる限り同時に取り入れることです．考えながら適度な運動を行うことで脳に刺激を与え，他者からの感謝などを通して心の満足が得られる，といったイメージです．
- 認知症高齢者に対して行うリハビリテーションには，音楽療法，回想法，アニマルセラピー，美術療法，作業療法，園芸療法などがあります．

豆知識 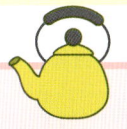 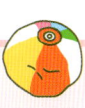 回想法

- 認知症高齢者が，過去に使っていた生活用品や玩具を題材に，当時の体験や楽しかったことを話し合うことで，心の安定を図るリハビリテーションの一つです．短期記憶が阻害される一方で，長期記憶が比較的保たれる認知症の特徴を踏まえたものです．
- こうした場は，毎回，固定された参加者が集まることで，参加者同士が顔なじみとなり，安心の場となります．
- 回想法は基本的に「承認の場」であり，自己肯定感，自分らしさを取り戻す場としても重要です．

  家族への支援

Point!

- 家族が感じている不安に寄り添い，必要な情報・技術を提供することで安心感を得てもらうようなかかわりが必要です．
- 退院後の支援体制などを説明することも，家族に安心感を与えます．

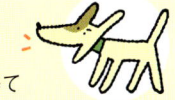

事例紹介　Eさん（80歳代，女性／アルツハイマー型認知症）③

◎Eさんへのリハビリテーション

- 回想法中のEさんは，普段の様子とは違い，一緒に参加したほかの患者への気配りができ，とても穏やかな印象であった．
- Eさんは，回想法で馴染みになった患者と一緒に過ごすようになってきた．また，病棟レクリエーションでも一緒にほかの患者と楽しそうにしている様子がみられるようになった．
- その様子を見た夫は「認知症であるEさん」ではなく，「本来のEさん」の健康的な側面を再認識し，よりいっそう自宅で本人をみていきたいという思いを強くした．

◎退院に向けての家族への援助

- 夜間の睡眠が確保でき，排泄などへの介護抵抗も落ち着いてきたEさんの様子を知り，夫は主治医との面談で「そろそろ退院を考えてもいいんですが，どう対応したらよいか不安です」と話した．
- そのため病棟の在宅室で疑似外泊を行った．
- もの忘れ教室への参加や，病棟での排泄誘導や食事場面などを見学してもらい，ケアのポイントなどを担当看護師から夫に指導した．
- 夫に退院後も看護外来を受診したり，在宅支援のサービス調整が可能なことを説明したところ，退院後の介護について自信がついたようであった．

豆知識 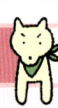 「認知症看護外来」と「もの忘れ家族教室」

● 当院では認知症患者センター事業内容の一つとして下記のようなことを行っています.

認知症看護外来

● 医師の治療方針に基づき,専門・認定看護師などが,患者や家族の日常生活,治療,療養についての相談に応じ,生活全般の療養指導や介護指導,情報提供などを行う看護の専門外来です.
● 医師からの依頼を受けて行われます.

具体的には……
● 認知症者を支える介護者を対象に,個々に合った援助方法を一緒に考えます.
● 鑑別診断後のフォローとして,今後予測される症状と対応方法について説明します.
● 退院2週間経過後の介護者を対象に,現在の困りごとなどの相談を受け,介護方法などについて一緒に考えていきます.

もの忘れ教室

● 認知症の患者・家族が認知症についての知識を学ぶ教室のことです.本人・家族が認知症と向き合い,その人らしく生活していくための正しい疾患や症状の理解を身につけることが目的です.

当院の「もの忘れ家族教室」の案内

もの忘れ家族教室

介護に関する情報をお伝えします

対象者:外来通院中の患者家族さん・担当ケアマネジャーさん

日時・場所	内容
平成29年6月10日(土) 13:00〜15:00 B館2階 講義室	排泄の援助について うまくいく誘い方 下着の選び方など
平成29年9月9日(土) 13:00〜15:00 B館2階 講義室	お口の清潔について 口の中のおはなし 歯みがきの援助方法など
平成29年11月11日(土) 13:00〜15:00 B館2階 講義室	病気の理解(初期編) ・どんな症状がでるの? ・どのように関わればよいの? ・介護サービスに関わる情報など
平成30年2月17日(土) 13:00〜15:00 B館2階 講義室	病気の理解(レビー小体型認知症編) ・主な症状と介護の工夫 ・効果的なケアプラン ・介護サービスに関わる情報 など

事例紹介　Eさん(80歳代,女性／アルツハイマー型認知症)④

◎外泊から退院へ

● 何回かの外泊も無事に終え,いよいよ退院が間近になり,ケアマネジャーや訪問看護師も参加しての退院前合同カンファレンスが行われた.
● 夫からは「できることはなるべく自分でやりたい」という意思があり,近所に住む長男や長女も,週末などは掃除,洗濯などを協力する意向を示した.その結果,在宅支援として訪問サービス(食事提供)と訪問看護が導入されることになった.
● その数日後,Eさんは夫や子どもたちの迎えがあり,退院となった.

引用・参考文献

1) 鈴木みずえ編. パーソンセンタードな視点から進める:急性期病院で治療を受ける認知症高齢者のケア:入院時から退院後の地域連携まで. 東京, 日本看護協会出版会, 2013, 232p.
2) 高山成子編. 認知症の人の生活行動を支える看護 エビデンスに基づいた看護プロトコル. 東京, 医歯薬出版, 129p.
3) 加藤伸司ほか. 改訂長谷川式簡易知能評価スケール(HDS-R)の作成. 老年精神医学雑誌. 2, 1991, 1339-47.
4) 北村俊則. "Mini-Mental State(MMS)". 高齢者のための知的機能検査の手引き. 大塚俊男ほか編. 東京, ワールドプランニング, 1991, 35-8.
5) Folstein,MF. et al. Mini-Mental State : a practical method for grading the cognitive state of patients for the clinician. J Psychiatr Res. 12 (3), 1975, 189-98.

精神科で行われる治療と合併症

精神科で行われる治療

今日，精神疾患の種類は多様化・細分化されています．治療についてもさまざまな方法が開発されています．本章では，実際に精神科ではどのような治療が行われているのかについてみていくことにします．

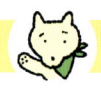 おもに行われている治療法

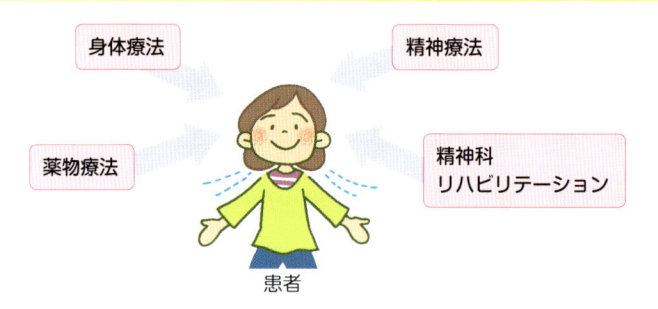

Point!

● 疾患や症状は同じでも，その人の性格や周囲の環境・状況によって重症度や経過などは大きく左右されます．あくまで妥当と考えられる治療法を基本として，個人の特性に応じて治療法を追加していく必要があります．
● どのような治療法であれ，医療従事者と患者の関係のなかで治療が行われるという理解が重要です!!

薬物療法[1]

Point!

● 薬物によって精神疾患の治療を図る治療法のことです．現在，精神疾患や精神症状に有効な薬剤が次々に開発されており，精神科治療の重要な柱となっています．
● 正確で安全な薬についての情報は日々更新されており，精神科看護にとって欠かせないものです．

向精神薬 Point!

● 向精神薬とは，中枢神経系に作用して精神機能に影響を及ぼす薬物のことです．

おもな向精神薬の種類

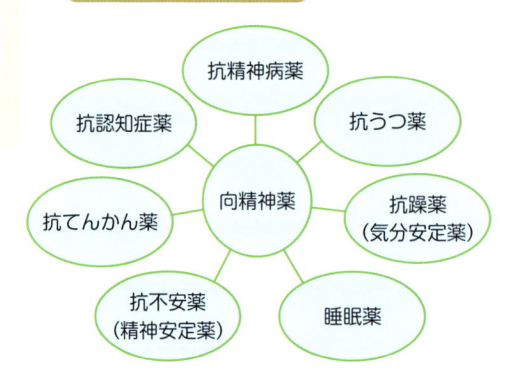

抗精神病薬[1〜3]

- 抗精神病薬は，主として統合失調症の治療に用いられます．
- 現在は大きく分けて，定型抗精神病薬と非定型抗精神病薬とに分類されます．
- 最近は非定型抗精神病薬の単剤での治療が推奨されています．陰性症状（意欲減退・感情鈍麻など）への有効性が高く，副作用が定型薬よりも少ないという利点があります．

おもな抗精神病薬

分類		一般名	代表的な商品名
定型 脳内のドパミン神経の活動を抑える	● フェノチアジン系（鎮静・催眠作用が強い）	クロルプロマジン	コントミン
		レボメプロマジン	ヒルナミン
	● ブチロフェノン系（抗幻覚・妄想作用が強い）	ハロペリドール	セレネース
	● ベンザミド系	スルピリド	ドグマチール
非定型 ドパミンとセロトニンの両方の受容体に作用	● SDA（セロトニン-ドパミン遮断薬） （抗幻覚・妄想作用のみならず陰性症状改善）	リスペリドン	リスパダール
		ペロスピロン	ルーラン
		ブロナンセリン	ロナセン
		パリペリドン	インヴェガ
	● MARTA（多元受容体標的化抗精神病薬） SDAと同様作用．糖尿病患者への投与禁止	オランザピン	ジプレキサ
		クエチアピンフマル酸塩	セロクエル
		アセナピンマレイン酸塩	シクレスト
		クロザピン	クロザリル
	● DPA（ドパミン神経系安定薬）	アリピプラゾール	エビリファイ
適応疾患	統合失調症，双極性気分障害の躁状態，せん妄などにおける精神病症状など		
副作用	眠気，口渇，便秘，排尿障害，錐体外路症状，高プロラクチン血症，悪性症候群など		

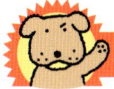 **これも覚えておこう！** ⋯⋯ **錐体外路症状（EPS）**

- 錐体外路症状（EPS）とは，自分の意のままにならない不随意な運動症状の総称です．次の4つがあります．

①アカシジア（静座不能）

じっとしていられず，歩き回るなどして落ち着かない．

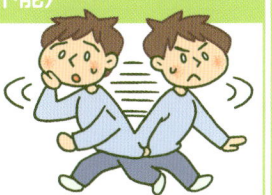

②パーキンソン症状

四肢の筋肉の硬直，前屈姿勢，手指振戦，小刻み歩行，流涎．

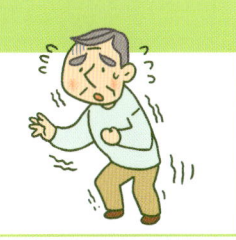

③ジストニア

筋肉の異常緊張が持続する状態（頸部後屈，舌の突出，眼球上転など）．

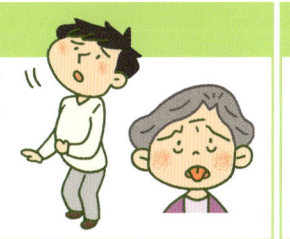

④遅発性ジスキネジア

長期にわたる抗精神病薬服用によって生じる，持続性かつ難治性の不随意運動．

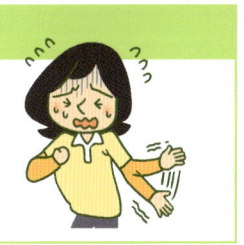

第 6 章

抗精神病薬の歴史と最近の動向[4, 5]

世代	特徴
第1世代 （定型）	● 1952年にクロルプロマジンの抗精神病効果が証明されて以来，フェノチアジン系，次いでブチロフェノン系薬物が発表されました． ● ハロペリドールはクロルプロマジンの数十倍の薬理活性をもち，幻覚・妄想に有効とされました．
第2世代 （非定型）	● 第1世代の薬剤は錐体外路症状や遅発性ジスキネジア（→p.95），悪性症候群（→p.111）などをひき起こすという難点があり，長い間，問題となっていました． ● 1980年代に意欲減退や感情鈍麻などの陰性症状にも効果があり，錐体外路症状などが出にくい薬物が開発され，1990年代から急速に普及し始めました．
第3世代 （エビリファイ・ レキサルティ）	● 第1世代，第2世代と同等の効果をもちつつ，第2世代の特徴である錐体外路症状が少ないことに加えて，ほかの副作用も少ないことがわかっています． ● これによって患者は服薬を続けることが容易になりました．

 新剤の開発 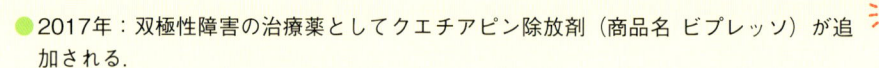 Point!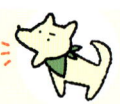

- 2017年：双極性障害の治療薬としてクエチアピン除放剤（商品名 ビプレッソ）が追加される．
- 2018年：ドパミン受容体部分作動薬（DPA）であるブレクスピプラゾール（商品名 レキサルティ）が販売される．

MEMO 剤形による特徴[5, 6]

● 患者の状態によって剤形を使い分けることがあります．以下にそれぞれの特徴を説明します．

剤型	特徴	おもな抗精神病薬
注射剤	● 確実に体内に薬剤を注入でき，散剤や錠剤より効果発現が早い． ● 拒薬がある患者に対して，筋肉注射として頻繁に使用された時期があったが，「注射される」という「強制」のマイナスイメージを与えることになる． **デポ剤（持効性薬剤）** ● 注射剤の一種で，体内に投与後，薬液成分を少しずつ放出し続けるという特徴がある． ● 作用が長時間持続（2〜4週間）するメリットがあり，特効性注射剤ともいわれている． ● 服薬を忘れやすい患者や，拒薬傾向のある患者への投与に向いている．また，内服薬だけでは十分な効果が得られない患者にも投与されています．	ハロペリドール レボメプロマジン アリピプラゾール
液剤	● すみやかに吸収されるため，錠剤と比べて，精神症状に対して効果発現が早い． ● 簡便さと効果の実感から，頓服薬として液剤が指定されていることが多い．	リスペリドン アリピプラゾール
錠剤	**口腔内崩壊錠（OD錠）** ● 口腔内の唾液で速やかに崩壊するため，水なしでも服用できる． **徐放錠** ● カプセルの形状．カプセル自体は消化されにくく，内部の薬剤が消化管にある水分の浸透圧によって押し出され，消化管内を移動していく間に放出される． ● 緩やかに効果が発現していくため，1日1回の服用で効果を示す．	ハロペリドール レボメプロマジン オランザピン リスペリドン アリピプラゾール パリペリドン

多剤大量併用療法から単剤治療へ[5]  **Point!**

- 投与量の増加が症状改善につながると，何種類もの抗精神病薬を大量に用いていた「多剤大量併用療法」の時代がありました．
- しかし多剤大量投与が単剤投与と比べて有効というエビデンスはありません．単剤投与よりかえって有害反応が増加するともいわれており，多剤大量投与を改善するためのガイドラインづくりなどが進められています．

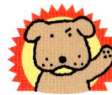 **これも覚えておこう!** **CP換算**[7, 8]

- CPとは「クロルプロマジン」という薬剤の略語です．「CP換算」とは各種の抗精神病薬（統合失調症の治療薬）の用量を比較する際に用いられ，すべての抗精神病薬にはCP換算された値（等価用量）がつけられています．

$$CP換算＝薬の処方量_{(mg)}÷等価用量×100$$

CP換算値（等価用量）一覧

一般名	等価用量	一般名	等価用量	一般名	等価用量
アリピプラゾール	4	チアプリド塩酸塩	100	ブロナンセリン	4
オキシペルチン	80	チミペロン	1.3	プロペリシアジン	20
オランザピン	2.5	ネモナプリド	4.5	ブロムペリドール	2
クエチアピンフマル酸塩	66	パリペリドン	1.5	ペルフェナジン	10
クロカプラミン塩酸塩水和物	40	ハロペリドール	2	ペロスピロン塩酸塩水和物	8
クロザピン	50	ピパンペロン塩酸塩	200	モサプラミン塩酸塩	33
クロルプロマジン	100	ピモジド	4	リスペリドン	1
スピペロン	1	フルフェナジンデカン酸エステル	2	レボメプロマジン	100
スルトプリド塩酸塩	200	フルフェナジンマレイン酸塩	2	塩酸ペルフェナジン	10
スルピリド	200	プロクロルペラジン	15		
ゾテピン	66				

稲垣中，稲田俊也他．第18回2006年版向精神薬等価換算．臨床精神薬理．9（7），2006，147-57．を元に作成

- 「クロルプロマジンに換算して○mg相当」といったように表現されます．
- CP換算して300〜600mgが抗精神病薬の適正な量といわれています．1,000mgを超えると大量投与となります．

第6章

抗うつ薬[3, 9] 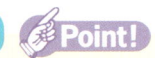 Point!

● うつ病やうつ状態における抑うつ気分，精神運動抑制といった精神症状に有効です．
● SSRIの消化器症状は10日～2週間程度で治まることが多く，症状がひどい場合も制吐薬で対処できることがほとんどです．

おもな抗うつ薬

分類	特徴	一般名	代表的な商品名
三環系抗うつ薬	最も古いタイプの抗うつ薬	イミプラミン	トフラニール
四環系抗うつ薬	三環系に比べて副作用は少ない．	ミアンセリン	テトラミド
SSRI（選択的セロトニン再取り込み阻害薬）	SSRI, SNRI, NaSSAは最近導入されたものであり，従来の抗うつ薬よりも副作用が少ない．	フルボキサミン	ルボックス
		パロキセチン	パキシル
SNRI（選択的セロトニン-ノルアドレナリン再取り込み阻害薬）		ミルナシプラン	トレドミン
		デュロキセチン	サインバルタ
NaSSA（ノルアドレナリン作動性・特異的セロトニン作動性抗うつ薬）		ミルタザピン	リフレックス レメロン
適応疾患	うつ病，うつ状態，不安障害，強迫性障害など		
副作用	● 三環系・四環系抗うつ薬…口渇，低血圧，めまい，かすみ目，便秘，排尿障害など		
	● SSRI…吐き気，食欲不振，口渇，便秘，下痢，頭痛，眠気など		
	● SNRI…吐き気，食欲不振，口渇，便秘，下痢，動悸，振戦，尿閉など		

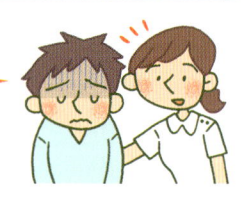

◎副作用で悩んでいる患者への声かけの一例
「抗うつ薬は副作用が先に出て，作用はあとから出てきます．今は副作用が辛いと思いますが，主作用が出てくるまで待ってみましょう」

抗躁薬（気分安定薬）[3]  Point!

● 抗躁薬は気分安定薬ともよばれます．躁状態を鎮静させるだけではなく，躁とうつとの間の気分変動を和らげる効果がみられます．
● リーマスやテグレトールは血中濃度が高くなりすぎると中毒域に入ってしまい，危険な副作用（悪心・嘔吐・意識障害）が生じることがあるため，定期的に血液検査をして有効血中濃度範囲に収まっていることを確認します．

おもな抗躁薬（気分安定薬）

一般名	代表的な商品名	副作用
炭酸リチウム	リーマス	嘔吐，下痢，意識障害など
カルバマゼピン	テグレトール	皮疹，白血球減少症，低ナトリウム血症など
バルプロ酸ナトリウム	デパケン	肝障害
適応疾患	双極性障害，統合失調症の興奮など	

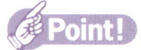 Point! ◎気分安定薬（炭酸リチウム）や抗てんかん薬は，長年，同じ用量を飲んでいても，体調によって代謝や排泄が遅延し，中毒症状を呈することがあります．

抗不安薬（精神安定薬）[3]  Point!

- 不安，緊張を和らげる薬で，現在はベンゾジアゼピン系が主流です．
- 少量で抗不安，大量で鎮静・催眠効果があり，比較的依存を起こしにくく，長期連用しない限り安全性が高いのが特徴です．

おもなベンゾジアゼピン系抗不安薬

	血中半減期	一般名	代表的な商品名
短時間型	6.3時間程度	エチゾラム	デパス
中間型	12時間程度	ロラゼパム	ワイパックス
長時間型	20〜100時間程度	ジアゼパム	ホリゾン
超長時間型	122時間	ロフラゼプ酸エチル	メイラックス

睡眠薬  Point!

- 抗不安薬の仲間で，催眠効果が高いものが睡眠薬として用いられています．
- ベンゾジアゼピン系の睡眠導入薬が主流です．持続時間が異なるので，睡眠障害の種類（入眠障害か，中途覚醒か，早朝覚醒か）に応じて使い分けます．

睡眠薬の4つのタイプ

	血中半減期	代表的な睡眠薬	
		一般名	商品名
超短時間作用型	2.1時間	ゾルピデム	マイスリー
	2.9時間	トリアゾラム	ハルシオン
短時間作用型	7時間	ブロチゾラム	レンドルミン
中間作用型	24時間	フルニトラゼパム	ロヒプノール
長時間作用型	37時間	クアゼパム	ドラール
副作用	● 持ち越し効果（睡眠薬の効果が翌朝移行も続きすっきり起きることができない），ふらつきなど．		

用語

- **血中半減期**

血中半減期とはその薬が吸収されて最高値に達した血中濃度が，半分になるまでの時間のこと．

抗認知症薬[10]  Point!

- アルツハイマー型認知症（AD）における中核症状（記憶，思考，見当識障害，失語，失行など）の進行抑制効果をもつ薬剤のことです．
- 病態に対する根本的な治療薬ではありません．

おもな抗認知症薬

作用	適応疾患	一般名	代表的な商品名
アセチルコリン分解酵素阻害薬	軽度〜高度のAD，レビー小体型認知症	ドネペジル	アリセプト
	軽度・中等度のAD	ガランタミン	レミニール
		リバスチグミン	イクセロン，リバスタッチ
グルタミン酸NMDA型受容体拮抗薬	中等度・高度のAD	メマンチン	メマリー
副作用	● ドネペジル，ガランタミン…消化器症状（食欲不振，悪心，嘔吐，下痢など） ● リバスチグミン…貼付部位の皮膚症状（紅斑，瘙痒感など），消化器症状は少ない ● メマンチン…めまい，頭痛，便秘		

身体療法

- 身体療法とは，身体面からの治療を試みる方法です．
- 電気けいれん療法と光療法の2つに大きく分けられます．

電気けいれん療法（ECT）[11]  Point!

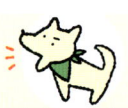

- 電気けいれん療法とは，頭部への通電によって人工的にけいれんを誘発し，精神疾患を治療する方法のことです．
- 効果は3回以上行ってから明らかになることが多いです．

電気ショック療法	●薬物療法が導入される以前に，「電気ショック療法」とよばれていたものです． ●無麻酔で行われ，非人道性を象徴する治療として批判されていました．
修正型電気けいれん療法 （無けいれんECT）	●頭部への通電によって人工的にけいれんを誘発し，精神疾患を治療する方法です． ●麻酔下で筋弛緩薬を投与してけいれんを起こさせない方法です． ●患者と家族のインフォームドコンセントを得た後，無けいれんで行うようになってきています．

適応

- 抗うつ薬が無効の重度のうつ病
- 妄想が活発な精神病性うつ病
- 重症の躁病
- 興奮や昏迷が薬でコントロールできない緊張型の統合失調症

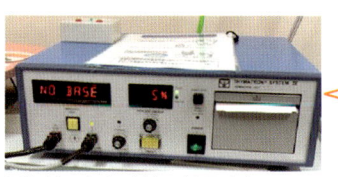

電気けいれん療法で使用されている
パルス波治療器

方法

- 入院のうえ，手術室かそれに準じる呼吸や麻酔の管理できる設備の整った処置室で実施します．
- 手術と同様の検査や絶食を行います．
- 静脈麻酔，筋弛緩薬投与後に両側前頭部に数秒間通電します．
- 通常，1週間に2，3回，計5〜6回から十数回行います．

光療法[12] 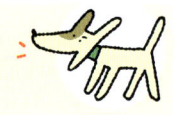 Point!

- 2,500ルクス（lux）を超える強い光を1日2〜6時間照射する治療法．うつや日内リズム障害の改善に効果を発揮します．

適応

- 睡眠障害
- 冬季うつ病
- うつ病
- 認知症

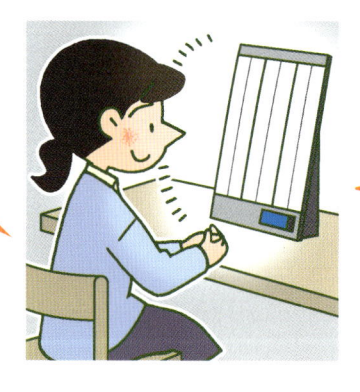

使用される照射光

- 2,500ルクス以上で有効といわれています．
- 実際の治療では5,000〜10,000ルクス程度を30分から1時間程度照射するケースが多いです．
- 個人差はありますが，数日から2週間で効果が現れるといわれています．
- 光の照度時間や照度調整が可能である点や室内使用が可能な点から，治療では人工光が用いられるケースが多いです．

精神科リハビリテーション

- 精神科リハビリテーションは，病気の症状で生じる「生活のしづらさ」を改善し，スムーズに，安定した生活を送れるようにすることを目的に行います．
- 具体的には「デイケア」「作業療法」「SST（生活技能訓練）」「心理教育」などがあります．
- 精神科リハビリテーションは，医師や看護師のほか，精神保健福祉士（PSW），作業療法士，心理療法士などの専門職が行います．

デイケア[13]  Point!

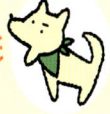

- デイケアとは，精神科リハビリテーション医療の一環として行われており，社会生活のなかでさまざまな問題を抱える人々のための通所施設のことです．
- デイケアでは，病気と折り合いをつけながら，より上手に生活するために，さまざまな精神疾患をもった人が参加しています．

これも覚えておこう!

デイケアに参加する人の目的の例

- 将来，働きたいので自信をつけたい
- 体力をつけたい
- 日中過ごせる場所がほしい
- 生活の楽しみを見つけたい
- 人とうまく付き合えるようになりたい
- 生活の乱れをなおしたい
- 友だちがほしい
- 自分の病気とうまく付き合えるようになりたい

ポイント

- デイケアが，対象者にとって安心できる物理的・心理的空間であることが必要です．
- 対象者に関心をもってかかわるなかで，スタッフは対象者から関心を寄せられる存在となり，安定した関係づくりがはじまります．
- 対象者は，生活上，さまざまな課題や困りごとに出あいます．主治医やデイケアスタッフに援助や助言を求めてくることが多いでしょう．そんなとき，スタッフとの安定した人間関係に加え，さらに仲間の存在が重要となってきます．

当院での具体的な活動内容　週間プログラム（例）

	月曜日	火曜日	水曜日	木曜日	金曜日
9時	朝のストレッチ・朝の会				
9時30分 午前	● 書道 ● 全体 　ミーティング ● グループ 　ミーティング	● 園芸 ● 個人プログラム ● 個人活動 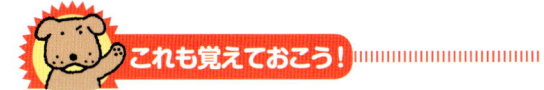	● 病と薬の学習会 ● 卓球教室 ● 料理教室	● エアロビクス ● 茶飲み会 ● 個人プログラム ● 個人活動	● 作ろう会 ● 園芸 ● 音楽鑑賞 ● 個人活動
12時	昼食				
午後	● 体力 　トレーニング ● 茶道クラブ ● 個人プログラム ● 個人活動	● 自主グループ 　活動 ・カラオケ ・アートクラブ ● 個人活動	● レク・スポーツ ● SST（→p.103） ● 文芸編集 ● 個人活動	● チャレンジ （テーマを決めて 3か月行う活動） ● 音楽クラブ ● 個人活動	● 自主グループ 　活動 ・カラオケ ・ビデオ鑑賞 ● 個人活動
15時	終わりの会（10分程度）・フリー				

第
6
章

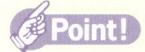 精神科作業療法[14, 15]

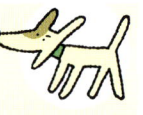

Point!

- 精神科作業療法とは，生活を維持する日常的な諸動作，仕事，遊びなどの具体的・現実的な作業活動や他者とのかかわりを，治療や援助の手段とするリハビリテーション技法の一つです．

目的 Point!

- 作業活動を通して他者とのかかわりを具体的に体験します．
- 精神科作業療法では，個人療法や集団療法に近い力動的集団活動を通して，生活技能の習得など共通の課題に協力して取り組んでいます．興味のあるグループ活動など，さまざまな小集団プログラムを用いています．
- 精神科作業療法は，１つの手段による療法ではなく，回復状態に応じて，かかわり方，作業種目，集団プログラムを組み替えることが特徴です．

具体的な活動

- **感覚・運動活動**…ソフトボール・卓球・ゲートボール・ボールを使ったエクササイズ・風船バレー・散歩・エアロビクスなど
- **生活行動**…家事・料理など
- **手工芸**…陶芸・木工・革細工・編み物・ビーズ・手芸など
- **芸術活動**…絵画・音楽演奏・カラオケ・書道・俳句・読書など
- **ゲーム**…囲碁・将棋・オセロなど
- **園芸**…花壇・菜園など
- **仕事・学習活動**…書字・パソコン・社会資源の活用・公共交通機関の利用など

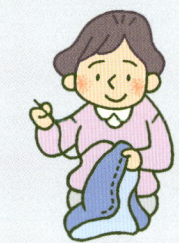

  行動療法

Point!

- 行動療法は心理療法の一種で，行動の変容が治療の目標です．意識や無意識に働きかけるのではなく，異常行動そのものを治療の対象とします．
- 行動療法では，異常行動は素質ではなく後天的に学習されたものであると考えます．
- ほかにも，自分で自分の行動をコントロールするセルフコントロール法や，行動だけでなくイメージを用いる認知的行動療法という意識も取り入れた療法が開発されています．

社会生活技能訓練（SST）[14~16]

Point!

● SSTとは「social skills training」の略で，「社会生活技能訓練」や「生活技能訓練」などとよばれています．
● SSTは認知行動療法に位置づけされている新しい治療法で，対人関係を中心とする社会生活技能訓練のほか，服薬自己管理・症状自己管理・身辺自己管理などの疾病の自己管理技能や，身辺自立（ADL）にかかわる日常生活技能を高める方法として開発されました．

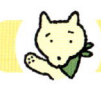

心理教育[17, 18]

Point!

● 心理教育とは，精神的な問題をもった人に対し，正しい知識や情報を，心理面への十分な配慮をしながら伝え，病気や障害の結果もたらされる諸問題や困難に対する対処方法を習得してもらい，主体的な療養生活を営めるよう援助する技法のことです[18]．
● 専門家と家族・患者が病気や治療についての知識を共有し，かつ対処技能の向上を図ることで，再発に影響する行動を防止しようとするものです．
● 心理療法は，さまざまな場面で実践されています．もともとは統合失調症治療へのアプローチの一つとして注目されてきましたが，現在ではより広い対象に対しての認知行動の変容をもたらす技法として展開されています．

心理室（個人面談時に使用）

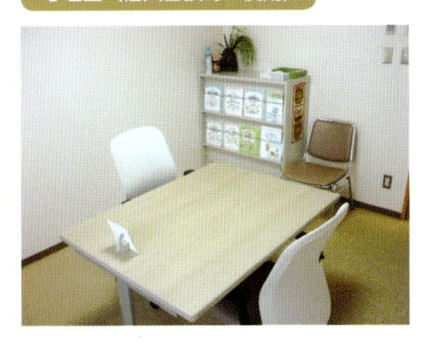

当院救急病棟で行っている具体的なプログラムの例

〈参加者〉5人ほど
〈対象者〉統合失調症．主治医の指示のもと，本人の同意が得られた患者．
〈頻度など〉1回/週，全4回，1回60分

● 1回目「病気の症状とサイン」
　　どんな症状があるか？ 症状の経過
● 2回目「再発サインとストレス対処法」
　　自分の再発サインとは？
● 3回目「薬について」
　　薬の作用・副作用とは？
● 4回目「退院後の生活について」
　　退院後にしたいことや希望について社会資源の紹介

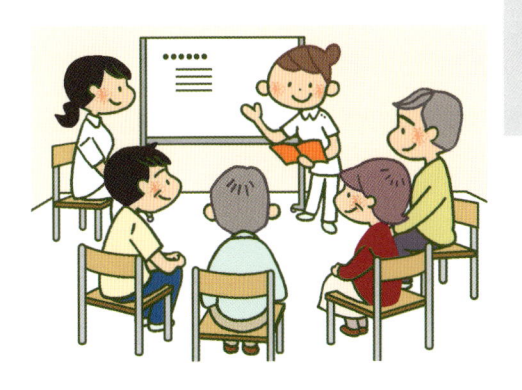

第6章

精神科で起こりやすい合併症

精神疾患患者と身体合併症[1, 2]

Point!

- 精神疾患患者は，喫煙，食事，運動といった生活習慣の問題や，抗精神病薬の影響，さらに多剤併用，大量投与によって身体合併症を併発することが多く，心血管系疾患による死亡のリスクが高くなることが報告されています．
- 抗精神病薬は神経伝達物質であるヒスタミン受容体やセロトニン受容体を遮断するため，副作用として体重増加や耐糖能異常，脂質代謝異常を引き起こします．これによってメタボリックシンドロームとなり身体合併症につながる可能性があります．

抗精神病薬の影響によるおもな身体副作用[2]

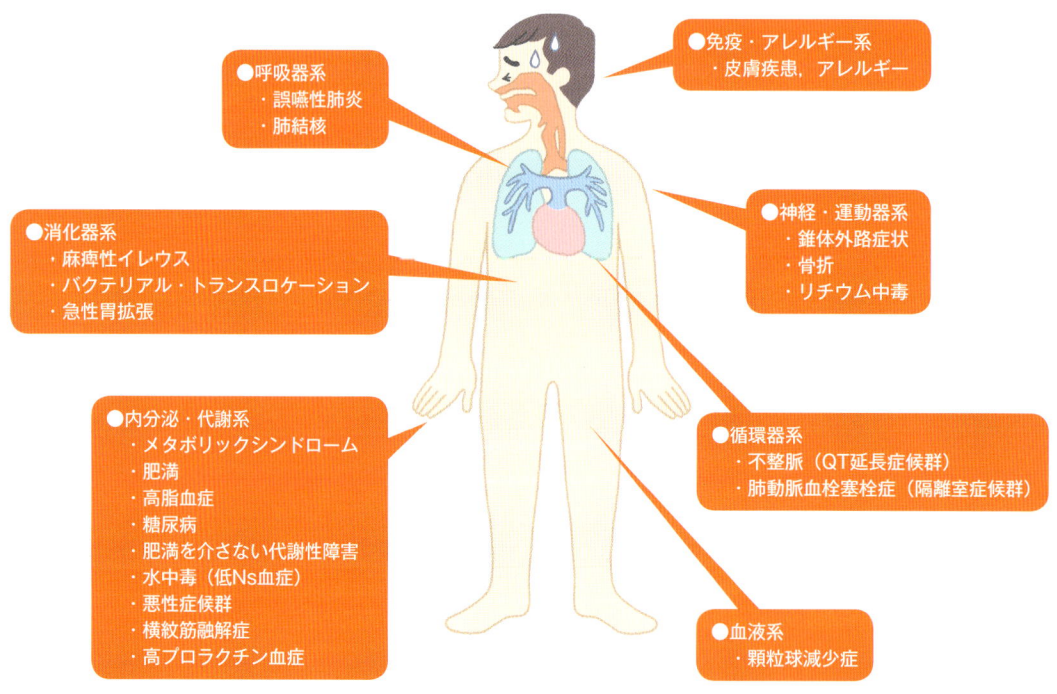

- ●免疫・アレルギー系
  ・皮膚疾患，アレルギー
- ●呼吸器系
  ・誤嚥性肺炎
  ・肺結核
- ●神経・運動器系
  ・錐体外路症状
  ・骨折
  ・リチウム中毒
- ●消化器系
  ・麻痺性イレウス
  ・バクテリアル・トランスロケーション
  ・急性胃拡張
- ●内分泌・代謝系
  ・メタボリックシンドローム
  ・肥満
  ・高脂血症
  ・糖尿病
  ・肥満を介さない代謝性障害
  ・水中毒（低Ns血症）
  ・悪性症候群
  ・横紋筋融解症
  ・高プロラクチン血症
- ●循環器系
  ・不整脈（QT延長症候群）
  ・肺動脈血栓塞栓症（隔離室症候群）
- ●血液系
  ・顆粒球減少症

豆知識 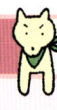 非定型抗精神病薬の作用とメタボリックシンドローム

- 統合失調症のおもな症状である妄想や幻覚は，脳内の神経伝達物質であるドパミンの異常分泌によって生じるといわれています．非定型抗精神病薬は，直接，ドパミンの異常分泌を抑制するのではなく，ドパミンの分泌を抑制する働きのあるセロトニン受容体をブロックし，セロトニンの働きで精神症状の出現を抑制しています．
- しかし非定型抗精神病薬はセロトニン以外の神経伝達物質にも影響を与え，その一つがヒスタミンです．セロトニンもヒスタミンも摂食調整や代謝に関与しており，受容体がブロックされることで，食欲の増加や代謝低下が生じます．

身体管理の視点

患者のわずかな変化を見逃さない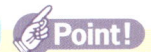

- 患者のなかには，陰性症状や陽性症状，認知機能低下などによって自分から症状を訴えることができず，病状が進行してから発見されることがあります．精神症状によって隠された身体疾患を早期に発見するためには，患者の「いつもと違うサイン」すなわちわずかな変化を見逃さないことが重要です．
- 日ごろからフィジカルアセスメントを行い，チームで共有することが大切です．

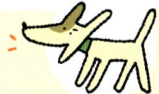

予想外の症例

- 大腿骨頸部骨折を起こしているのに歩いている患者
- 腹膜炎を起こしているがまったく痛みを訴えない患者
- 低血糖でも元気いっぱいな患者

セルフケア不足の介入 Point!

- セルフケア不足が身体疾患によって起きている可能性があり，早期介入が必要です．

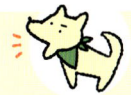

たとえば……

- 食事量が減っている→肺炎，がん，イレウス など
- 体重増加→高血圧，肥満 など
- 尿失禁が増えている→多飲水，泌尿器疾患 など

重要！ ◎精神状態だけでなく，日ごろから身体状態も観察し，ケアしていく技術が求められます！

- イライラや，不眠，焦燥感などの精神症状が出現した際，実は肺炎や心不全などの身体合併症を併発したというケースも少なくありません．そのため，精神症状の悪化を認めたときは，まずは身体的な問題はないかをアセスメントすることが必要です．

これも覚えておこう！ 精神科病院における看取り[3]

- 精神科の患者の高齢化に伴い，終末期医療を必要とするケースも増えており，精神科病院で終末期を迎える患者も少なくありません．
- どのような治療を望むのか，どのような終末期を望むのかは，人それぞれに尊重されるべき課題です．患者と直接的にかかわる看護師として地域も含めた多職種と連携し，多角的に取り組んでいく必要があります．

 誤嚥性肺炎[4)]

Point!

- 誤嚥性肺炎とは誤嚥によって肺に引き込まれた食物や水分が原因となって生じる肺炎のことです.
- 寝ているときの唾液の流れ込みなど,明らかなむせ込みがないのに誤嚥していることを不顕性誤嚥といいます.不顕性誤嚥は呼吸器症状が少なく微熱や不定愁訴しか認めないことが多いので,気づきにくいのが特徴です.
- 精神科の患者は,疾患の症状や薬の副作用から,セルフケアを十分に行えない人が多く,口腔内環境を整える口腔ケアが誤嚥性肺炎を防ぐ一つの鍵となります.

精神科領域での嚥下障害につながる影響

抗精神病薬の影響	精神疾患自体の影響
● 抗精神病薬はドパミンを遮断する作用があり,サブスタンスPの分泌を低下させます. ● 抗コリン作用によって唾液分泌抑制が起こり,口が渇きやすくなります.	● 精神科の患者に多い,注意力の散漫や,摂食動作の問題(丸飲み,詰め込み食べ,早食いなど)があり,誤嚥・窒息のリスクが増加します. ● 精神疾患の影響で口腔環境に無関心なことが多く,口腔内の衛生状態が悪い人が少なくありません.口腔内の衛生状態が悪いと,誤嚥が生じた際に肺炎のリスクが高くなります.

用語

● サブスタンスP
上気道での嚥下反射および咳嗽反射を正常に保つ役割をしている神経伝達物質の一種です.

錐体外路症状によって生じる嚥下障害 Point!

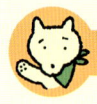 **その①** ◎パーキンソン症状による影響
- パーキンソン症状の影響で開口に時間がかかったり,口腔内に食物をスムーズに取り込めなくなります.
- 食物を口腔内に取り込めたとしても,なかなか咀嚼が開始されない場合もあり,誤嚥につながります.水分なども口腔内保持能力が低下するため,早期に咽頭流入を起こし,誤嚥につながる恐れがあります.

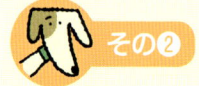 **その②** ◎アカシジアによる影響
- アカシジア(akathisia)とは静座不能の症状をいいます.
- 食事中にじっと座っていることができなくなり,食事への集中力の低下につながります.

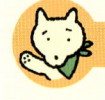 **その③** ◎ジスキネジアによる影響
- ジスキネジアとは大脳基底核の障害で出現すると考えられる,おかしな動きの総称です.
- とくに遅発性ジスキネジアでは,舌や口に不随意運動が出現すると食物を口腔内に取り込めない,咀嚼運動が困難となるなどの症状が出現します.
- 食物を丸飲みしようとしたり,頚部を伸展させて食物を咽頭へ送り込もうとすることもあり,窒息のリスクが高まります.

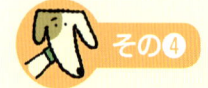 **その④** ◎ジストニアによる影響
- ジストニアとは,筋肉の持続的な収縮によって生じる不随意運動のことです.
- 舌運動制限による送り込み・食塊形成不全・舌口蓋閉鎖不全などが出現します.
- 頚部の後屈などで誤嚥のリスクが高まり,広範囲に嚥下障害が出現します.

豆知識 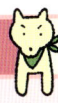 ジスキネジアとジストニアの違い

● ジスキネジアは比較的早い連続性の運動であるのに対して，ジストニアは，ある不随意運動が誘発されるとそれが暫時継続するため，随意運動が困難になります．

 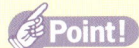 イレウス[5]

Point!

● イレウスとは腸管内容物の通過障害によって起こる病態のことで，機能性（麻痺性）イレウス，癒着性イレウス，絞扼性イレウスなどに分けられます．抗精神病薬を内服すると便秘になりやすく，それに気づかず，解消されないままで経過すると麻痺性イレウスにつながります．
● 精神科看護師は「排泄コントロールのプロ」といわれるほどで，精神科の臨床では排便の問題を日常的に扱っています．

イレウスのおもな症状

腹痛	● 腸間膜の絞扼による絞扼痛，閉塞上部腸管が過伸展して起こる伸展痛，腸管壊死に起因する腹膜炎のための炎症性疼痛などがある．
嘔吐	● 初期には吐物に胃液，食物残渣，胆汁などが混じるが，だんだん糞臭をおびるようになる．
腹部膨満	● 腹部は時間の経過とともに次第に膨満し，腸蠕動の低下が著明となる．腹部膨満によって横隔膜が挙上されることで呼吸困難を訴えてくる場合もある．
排ガス，排便の停止	● 閉塞下部にあったガスや便が排出されることがあるので注意が必要．

重要!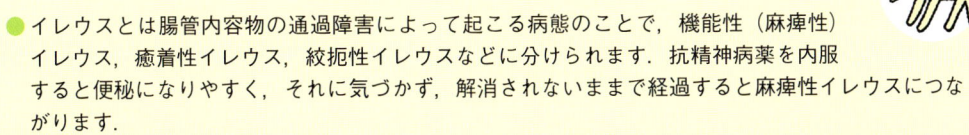
◎イレウスの早期発見には
「一に観察，二に観察，触診を含めた腹部の観察！」

● イレウスが進行すると，多くの場合，嘔吐などの症状を生じますが，抗精神病薬に制吐作用があるため，精神疾患をもつ患者では麻痺性イレウスでは嘔吐が認められないことがあります．
● そのためにも，排便の確認と腹部の触診が重要です．

精神科特有のイレウスの発生要因  **Point!**

● 抗精神病薬，抗うつ薬，抗パーキンソン病薬などムスカリン受容体遮断作用を有する薬は，抗コリン作用によって腸管の平滑筋の収縮運動を抑制する作用もあります．そのため腸管の緊張が低下し，腸管内容物がうっ滞することで麻痺性イレウスや弛緩性便秘を発症させます．
● 麻痺性イレウスを誘発しうる薬を複数内服する場合は，リスクが高くなります．また，腸管運動が低下しやすい原疾患（糖尿病，パーキンソン症候群，強皮症など）を有する例や，手術後，腹部手術歴がある場合などでは，麻痺性イレウスが発症しやすいと考えられています．

用語
● 抗コリン作用
神経伝達物質であるアセチルコリンのはたらきを抑えることで生じる作用．副交感神経からの情報伝達がこの抗コリン作用によって遮断され，副交感神経のはたらきが低下し，腸液やガスが詰まり，腸の拡張が起こります．

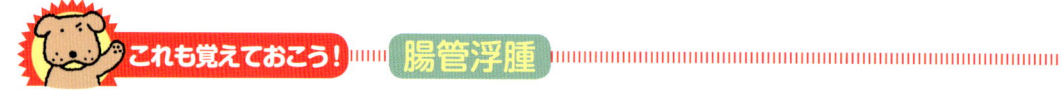

これも覚えておこう！ ‥‥‥ 腸管浮腫

● 腸管が閉塞されると腸管内に腸液やガスが充満し，腸管内圧が亢進します．その結果，腸管壁の血管が圧迫され，血行障害が生じます．腸管の浮腫が生じると，呼吸機能や心臓・腎臓の機能が低下し，脱水や電解質異常，敗血症などが生じ，最悪の場合，死に至ることがあります．

イレウスの治療  Point!

◎保存療法
● イレウス管や胃管を挿入し，腸管の減圧を図ります．
● 栄養輸液によって電解質異常を補正します．絶食が基本で，消化管蠕動運動促進薬を用いて腸管麻痺の改善を待ちます．

◎手術療法
● 腸管内外の原因を除去するため，腸切除が行われます．

豆知識 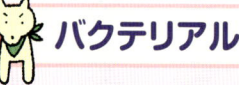 バクテリアルトランスロケーション

● 抗精神病薬による抗コリン作用は，慢性的に腸管の運動を抑制するだけでなく，何らかの理由で免疫機能を低下させ，バクテリアルトランスロケーションを起こしやすくする可能性があります．

水中毒[6]

Point!
● 水中毒とは，多飲症によって誘発される症状です．体内の水分貯留が原因で血液中のナトリウム濃度が低下する「希釈性の低ナトリウム血症」と，それに伴う血漿浸透圧の変化によって脳浮腫を生じ，神経や精神の諸症状を呈している状態です．原疾患の治療を困難にする可能性があります．
● また水中毒を放置すると，重篤な身体合併症を生じる可能性もあり，注意深い観察が必要です．

水中毒の原因

統合失調症	● ストレスを強く感じている場合に，水を多量に飲むことでストレスを解消する傾向がみられます．
抗精神病薬などの副作用	● 副作用によって喉の渇きをひき起こすため，その結果として多飲が生じます．
自閉症	● 強迫的飲水による多飲がみられます．
尿崩症	● つねに口渇になり，多量の飲水を行います．
急激な脱水症状	● スポーツ後や下痢のときなど，スポーツドリンクなどを過剰に摂取すると急激な脱水が生じます．

水中毒に至るまで

多飲症期

- 水を多量に摂取する状態を「多飲症」といいます. 症状が著しい場合は1日10L以上もの水を摂取するといわれています.
- 【症状】腹部膨満, 胃もたれ, むかつき, 吐き気, 嘔吐, めまい, 水分貯留に伴うむくみ, 下痢, 頻尿, 尿失禁など.
- 尿量の目安は, 一般的には1日約1,000〜2,000mLで, 回数は7〜8回といわれています.
  多尿…1日3,000mL以上になること
  頻尿…日中8回以上, 夜間2回以上の排尿がある

低ナトリウム血症期

- 低ナトリウム血症による水中毒を起こすようになります. 重症化すると命にもかかわる危険な状態です.
- 【身体症状】ぼんやりする, 頭痛, 倦怠感, 筋肉のけいれん, 脱力感, 運動失調, 激しい嘔吐, 大量の尿失禁, けいれん発作 など.
- 【精神症状】イライラ, 怒りっぽい, 幻聴の悪化, もうろう状態, 意識障害（昏迷・昏睡）, 精神症状の悪化 など.

身体合併症

- 大量の水を摂取する状態が長年続いた結果, 身体合併症を起こします.
- 【身体症状】骨粗鬆症, 尿管・腸管・膀胱の拡張, 水腎症, 心疾患（高血圧・うっ血性心不全）など.

ポイント

- 水中毒の代表的な症状にけいれん発作や多量の水を嘔吐するといったことがありますが, そのような症状を起こす前に水中毒の状態は始まっています.

水中毒がひき起こす症状 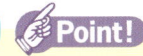 Point!

- 頭痛や嘔吐, ぼんやりするなどさまざまな症状が起きます. 進行すると意識障害や呼吸困難といった症状が生じます.
- 脳浮腫の状態が長く続くと, 脳が回復できないほどのダメージを負ってしまい, 水中毒改善後も, 後遺症が残ることがあります.

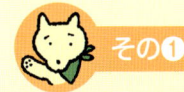 その❶

◎肺のむくみ「肺浮腫」
- 息切れ, ゼーゼーするなど, 呼吸困難の症状が起こります.

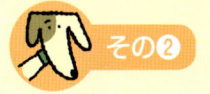 その❷

◎心臓がおぼれる「心不全」
- 心臓と肺の間で血液の循環がうまくいかなくなり, 結果として心臓のポンプ機能が損なわれ, 心不全が生じます.
- 心不全によってさらに呼吸状態が悪化し, 全身状態が悪くなります.

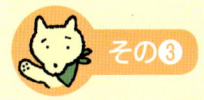 その❸

◎筋肉も溶かす水中毒「横紋筋融解症」
- 水中毒によって筋肉の細胞が壊れると横紋筋融解症となり, 手足の脱力感, しびれ, 筋肉痛を感じることがあります.
- また, 筋肉に酸素を貯蔵するミオグロビンという成分が血中に溶け出すと, 尿で体外に排泄されます. ミオグロビンは赤いため, 尿が赤くなり, 血尿のように見えることがあります.

水中毒の治療

①飲水量のコントロール

- ●飲水制限：本人の意思だけではむずかしい場合もありますが，厳しくすると周囲との関係性を壊してしまいがちになります．患者・家族ともに水中毒の恐ろしさを理解し，一緒になって状況の改善に向けて取り組む姿勢が大切です．
- ●心理教育や作業療法などのリハビリテーション
- ●体重管理：起床直後，水を飲む前の体重をベースの体重（ドライウエイト）とし，そこから何kg増えたら身体症状や精神症状が悪化するかで要注意体重を設定します．1日に数回測定時間を決めることで，飲水に対する自覚をもってもらいます．

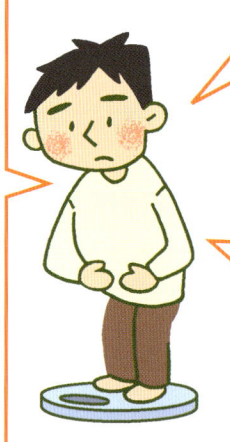

②低ナトリウム血症の治療

血液検査でナトリウム濃度を測定し，電解質を補充するために点滴を行います．

③経口補水液の利用

下痢や嘔吐時の水中毒を予防する水の摂取方法として，経口補水液を利用します．ナトリウム濃度が，市販のスポーツドリンクの2〜3倍となっており，水中毒の予防の効果が期待できます．

ポイント

- ●毎日の体重測定で増減の幅やパターンを観察しますが，ドライウエイトのリミットがギリギリになったから注意するのではなく，リミット以内に収めたことを褒める・認めるほうが，患者もやる気になります．
- ●もし少し超えてしまっても，水中毒につながるような身体症状が現れていなければ，まずは「リミットが厳しすぎなかったか」ということを考えてみましょう．そして患者を励ましつつ，改善を目指すという姿勢が大切です．

重要！

◎急激な電解質補正
- ●中脳の神経の変性である「橋の脱髄」を起こすと認知症のような症状が出現するため，電解質補正は慎重に行います．

◎行動制限
- ●患者のストレスが増大し，部屋から出た途端に水道やトイレに駆け込み一気飲みするという悪循環にもつながります．

◎電解質の基準値
- ●ナトリウム（Na）
  136〜145mEq/L
  135〜120mEq/L：悪心・食欲不振
  120mEq/L以下：頭痛や嘔吐など
  110mEq/L以下：昏睡やけいれんなど
- ●カリウム（K）　3.6〜4.5mEq/L
- ●クロール（Cl）　98〜109mEq/L

抗精神病薬によって口渇が生じる理由

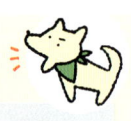

Point!

- ●低力価の抗精神病薬に多い抗コリン作用によって口渇を生じます．
- ●高力価抗精神病薬による錐体外路症状などの副作用を予防する目的で使用される抗コリン薬による口渇．
- ●抗精神病薬そのものが抗利尿ホルモン放出の刺激となり，口渇が生じることがあります．

抗コリン作用と口渇の関係

- ●抗コリン作用とは，アセチルコリンが抑制されて引き起こされる症状で，消化管の活動や分泌活動の低下などが現れます．胃や腸は副交感神経によって活性化するので，抗コリン作用で便秘が生じますが，同じ理由で唾液も出にくくなり，口渇を起こします．

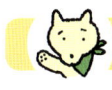  **悪性症候群**[7, 8]

Point!

- 悪性症候群とは，抗精神病薬の大量投与や抗パーキンソン病薬の急激な中断・減量が引き金となって生じる重篤な副作用のことです．適切な治療をせずに放置していると死に至ることもあり，絶対に見逃してはいけない副作用の一つです．

悪性症候群の症状と早期発見

Point!

- 悪性症候群を発症すると，高熱・発汗，意識のくもり，錐体外路症状，自律神経症状，横紋筋融解症などの症状がみられます．
- 薬剤投与後1週間以内に発症することが多いですが，投与後だけでなく，それまで服用していた薬剤を減らしたり中止したりした直後に発症することもあります．
- とくに複数の症状がみられた場合には，ただちに医師に連絡が必要です．

具体的には……

- □ほかに原因がなく37.5℃以上の高熱が出る
- □汗をかく
- □ぼやっとする
- □手足の震えや身体のこわばり
- □言葉が話しづらい
- □よだれが出る
- □食べ物や水分が飲み込みにくい
- □頻脈や頻呼吸
- □血圧が上がる
- □筋肉痛　　　　など

検査データでは……

- □ミオグロビン尿
- □CK（クレアチニンキナーゼ）の上昇
- □白血球の上昇　　　　　　　　　　など

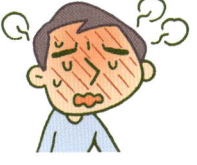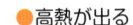
●高熱が出る

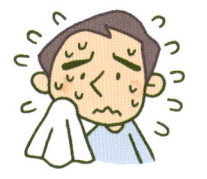
●ひどく汗をかく

●呼吸が荒くなる

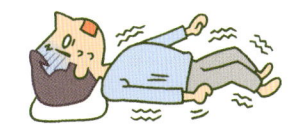
- ●意識がはっきりしない
- ●筋肉がこわばる
- ●全身がふるえる

悪性症候群の発症の要因

- ●抗精神病薬の大量投与によるドパミン受容体の強固な遮断．
- ●抗パーキンソン病薬の急激な減薬・中断．
- ●抗うつ薬，抗躁薬（気分安定薬），抗不安薬，睡眠薬でも起こる可能性があり，精神科でよく使用する薬剤のほとんどで生じる可能性があります．
- ●可能性のある薬剤は，共通してドパミン神経系に作用したり影響を与えたりすることから，この神経系に加わる急激な変化が発症に関連していると考えられていますが，まだ詳しい仕組みはわかっていません．

悪性症候群のリスク因子

- ●身体の疲弊，脱水や低栄養，精神症状の増悪でリスクUP．
- ●非定型抗精神病薬と選択的セロトニン再取り込み阻害薬（selective serotonin reuptake inhibitors：SSRI）の併用でリスクUP．

第6章

引用・参考文献

【精神科で行われる治療】

1) 林直樹. "精神障害の主な治療法". 精神疾患／薬物療法. 天賀谷隆ほか編. 東京, 精神看護出版, 2011, 57, 58, 65, (実践精神科看護テキスト〈改訂版〉, 4).

2) 姫田昭男. "「抗精神病薬」がわかる。". 精神科の薬がわかる本. 第3版. 東京, 医学書院, 2019, 76-9, 85.

3) 田島治. "薬物療法". 精神看護学Ⅱ：精神臨床看護学. 第6版. 川野雅資編. 東京, ヌーヴェルヒロカワ, 2015, 82-6, 96.

4) 浦部昌夫ほか編. "抗精神病薬, 抗うつ薬, その他". 今日の治療薬（2019年版）. 東京, 南江堂, 2019, 836.

5) 濱田秀伯ほか. "薬物療法・電気けいれん療法". 精神看護学1：精神看護の基礎. 第5版. 武井麻子ほか編. 東京, 医学書院, 2017, 240-7, (系統看護学講座, 専門分野Ⅱ).

6) 姫井昭男. "剤型による特徴". 精神科の薬がわかる本. 第4版. 東京, 医学書院, 2019, 101-5.

7) "CP（クロルプロマジン）換算". 精神科の薬がわかる本. 第3版. 東京, 医学書院, 2014, 83.

8) 稲垣中, 稲田俊也. 第18回2006年版向精神薬等価換算. 臨床精神薬理. 9 (7), 2006, 147-57.

9) "「抗うつ薬」がわかる。". 前掲書2). 4-27.

10) "「認知症治療薬」がわかる。". 前掲書6). 144-51.

11) 田島治. "電気けいれん療法". 精神看護学Ⅱ：精神臨床看護学. 第6版. 川野雅資編. 東京, ヌーヴェルヒロカワ, 2015, 93.

12) 光療法推進委員会. "光療法はこんな症状の方に". https://portal.lighttherapy.jp/patient/post_90.html（2019/10/17閲覧）

13) 根本英行. "デイケア". 精神科リハビリテーション看護. 第2版. 根本英行ほか編. 東京, 中山書店, 2009, 128-33, (精神看護エクスペール, 5).

14) 川野雅資. "リハビリテーション療法". 精神看護学Ⅱ：精神臨床看護学. 第6版. 川野雅資編. 東京, ヌーヴェルヒロカワ, 2015, 106-7, 110.

15) 山根寛. "作業療法／社会生活技能訓練". 前掲書13). 148-54.

16) 土屋徹. 実践SSTスキルアップ読本. 東京, 精神看護出版, 2004, 164p.

17) 根本英行. "心理教育". 前掲書13). 161-5.

18) 厚生労働省精神・神経疾患研究委託費13指2 統合失調症の治療およびリハビリテーションのガイドライン作成とその実証的研究（主任研究者：浦田重治郎）. 心理教育を中心とした心理社会的援助プログラムガイドライン（暫定版）. 2004.

【精神科で起こりやすい合併症】

1) 本田明. "身体合併症にどう対応するか". 週刊医学界新聞. 第3277号. 2018年6月18日. https://www.igaku-shoin.co.jp/paperDetail.do?id=PA03277_02（2019/10/21閲覧）

2) 長嶺敬彦. 抗精神病薬の「身体副作用」がわかる. 第2版. 東京, 医学書院, 2017, 179p.

3) 荻野夏子. "精神科患者さんに多い身体合併症を知っておこう！". ナース専科プラス. https://nursepress.jp/226532（2019/10/21閲覧）

4) 長嶺敬彦. "誤嚥性肺炎". 抗精神病薬の「身体副作用」がわかる：The Third Diseas. 東京, 医学書院 2006, 34-9.

5) 長嶺敬彦. "麻痺性イレウス／バクテリアル・トランスロケーション". 抗精神病薬の「身体副作用」がわかる：The Third Diseas. 東京, 医学書院 2006, 46-54.

6) 川上宏人ほか. "多飲症・水中毒とはどういう症状か". 多飲症・水中毒：ケアと治療の新機軸. 川上宏人ほか編. 東京, 医学書院, 2010, 142-3.

7) 厚生労働省. 重篤副作用疾患別対応マニュアル 悪性症候群 平成20年4月. https://www.mhlw.go.jp/topics/2006/11/dl/tp1122-1j02.pdf（2019/10/23閲覧）

8) 長嶺敬彦. "悪性症候群". 抗精神病薬の「身体副作用」がわかる：The Third Diseas. 東京, 医学書院 2006, 93-6.

精神科を取り巻く環境

精神科を取り巻く環境と変化

かつて，精神障がい者は隔離された存在でした．しかし近年は，地域全体で精神障がい者を支える「地域生活中心へ」の考え方が主流になっています．

 ## 精神疾患の現状

精神疾患は5大疾病の1つ

👉 Point!

● 5大疾病とは，がん，脳卒中，急性心筋梗塞，糖尿病，精神疾患を指します．
● 精神疾患の患者数は約323万人で，従来の4大疾病で最も患者数が多く，糖尿病（約237万人）を大きく上回り，がん（約153万人）の2倍の数になっています．

疾病別の患者数推移

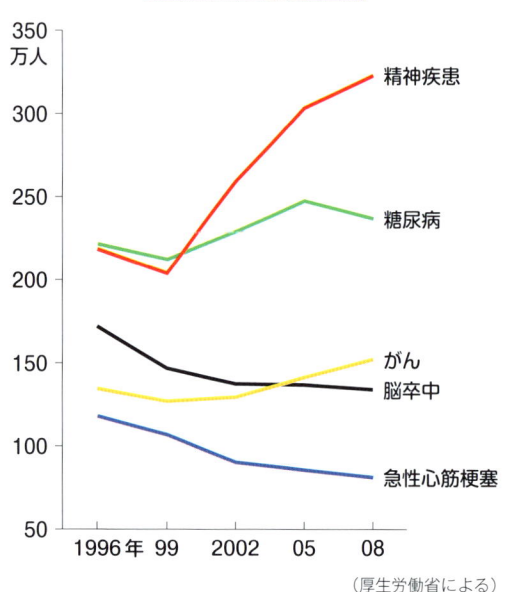

（厚生労働省による）

これも覚えておこう！

なぜ今，精神疾患が増えているの？

● わが国では，2017年は自殺者が2万人を超えています．その多くが，うつ病などの何らかの精神疾患を患っている可能性があるといわれています．
● 高齢化に伴い認知症患者数が増加しています．団塊の世代が75歳になる2025年には，認知症患者は700万人を突破するといわれ，65歳以上の高齢者の約5人に1人が認知症と推測されています．

◎2011年から，従来の4疾病に加え，「精神疾患」が追加されました．

長期入院患者は20万人

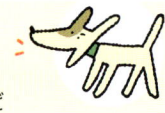

👉 Point!

● 医療の発達と社会の理解によって，最近では短期入院で社会復帰する場合がほとんどです．
● しかし精神科病院に入院してそのまま退院できず，1年以上の長期入院患者は20万人を超えているのが現状です．精神疾患をもった高齢者は，高齢になればなるほど退院が困難になります．
● この20万人のなかには，症状はよくなっているのに社会や家庭での受け入れ環境が整わないために居場所がなく，「社会的入院」を続けざるを得ない人たちも多くいるのが実態です．

精神科における社会的入院の背景

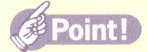

Point!

● 精神科病院では，入院期間が10年以上の患者はめずらしくありません．
● 社会的入院に至る理由としては，入院中にさまざまな問題から入院が長期化すると，地域社会から隔絶され，病棟の流れに沿った生活となり，元の生活に戻るのがむずかしくなるのです．

精神科における社会的入院の背景

● 家族の協力が得られない ● 住居確保がむずかしい	● 症状や薬の副作用で社会復帰できず，経済基盤がつくれない	● 長期の入院で退院意欲を失う	● 退院後の生活への不安が強い
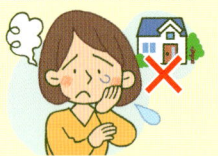	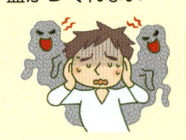	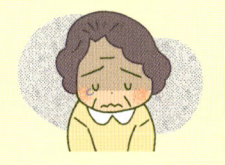	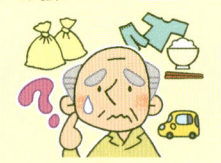

長期の社会的入院の解消を目指して[1]

Point!

● 2004年，長期の社会的入院の解消を目指し「精神保健医療福祉の改革ビジョン」が公表され，「入院医療中心から地域生活中心へ」という基本的な方針が示されました．

精神保健医療福祉の改革ビジョンとは？

● 精神疾患を抱えた人たちが，何らかの支援を受けながら地域で生活を送れるように，医療・福祉などの環境を整えていくために厚生労働省が出した，精神医療改革のことです．

改革ビジョンの3つの柱

① 国民の理解を深める
② 精神医療改革→長期入院を防ぐために早期退院できるための体制を整備する
③ 地域生活支援の強化

これも覚えておこう！　**社会的入院は精神障がい者に対する人権侵害…！**

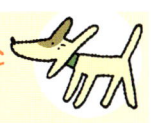

● 1960年代，ヨーロッパを中心にノーマライゼーションという社会福祉の理念が広がってきました．ノーマライゼーションとは，障がい者も健常者と同様の生活ができるように支援すべきという考え方です．
● そこから発展して，障がい者と健常者は，お互いが特別に区別することなく，社会生活をともにするのが，本来の望ましい姿であるといわれています．

MEMO　**精神医療改革**

● 2025年には，団塊の世代が後期高齢者（75歳以上）となり，医療・介護・福祉サービスなどの需要が高まり社会保障費が急増することが懸念されています．
● 将来の医療資金を確保するためにも，精神医療改革が打ち出されました．

第7章

地域移行について

 地域包括ケアシステム

 **Point!**

● 「精神障害にも対応した地域包括ケアシステム」とは，精神障害者が地域の一員として，安心して自分らしい暮らしをすることができるよう，医療・，障害福祉・介護，住まい，社会参加（就労），地域の助け合い，教育が包括的に確保されたシステムのことを指します[2]．

精神障害にも対応した地域包括ケアシステムの構築（イメージ）[3]

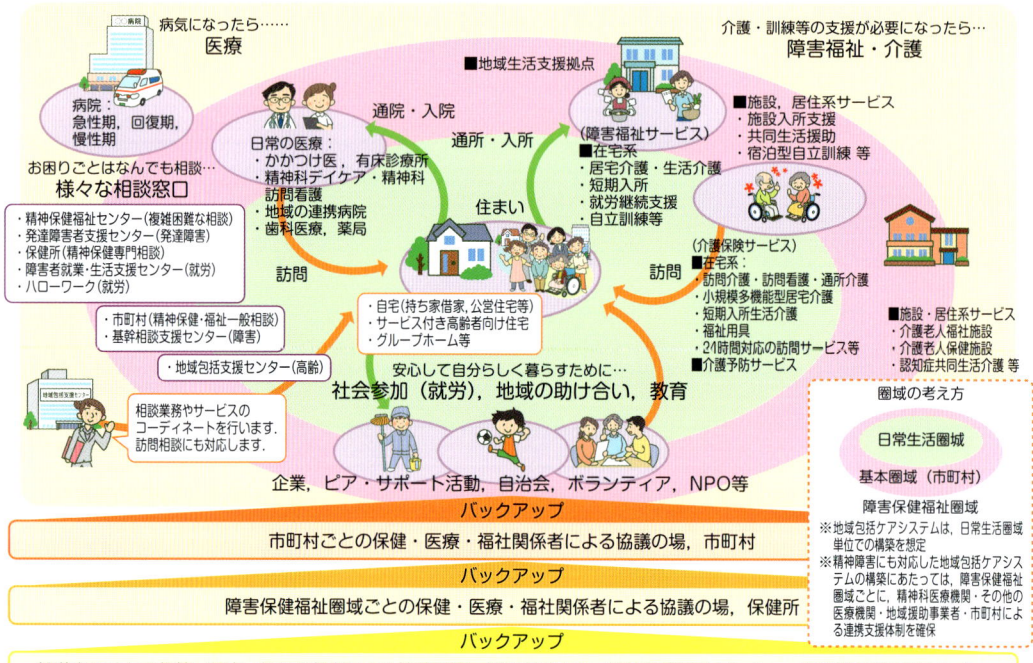

地域包括ケアにおいて医療に期待されること[4]

❶ 精神障害者が適時適切に必要な医療にアクセスするための体制整備

❷ 精神障害者を地域で支える医療の強化

● 精神障害の有無や程度にかかわらず，誰もが安心して自分らしく暮らすことができる地域づくりを進める[5]ためにも，ますます地域と医療機関との連携が求められています。

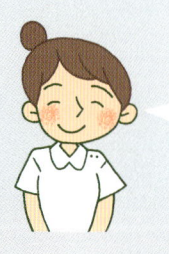

◎ 医療には以下の役割が期待されています

● 外来機能の強化
● 精神医療と身体科医療の連携
● 入院患者の早期地域移行・地域定着
● 長期入院患者の退院支援
● 治療抵抗性統合失調症薬の普及
● 必要な医療の継続支援　　など

看護師に求められること

- まずは，患者（当事者）が地域でどのような暮らしをしたいか，想いを聴く，また一緒に考える．
- 患者の取り巻く環境を把握し，地域で暮らすためには何が必要なのかをアセスメントし，退院後の生活を見据えたケア（かかわり）を行っていく．
- 多職種をつなぎ，院内の他職種や，地域の支援者らと連携しながら，必要な支援を整えていく．

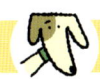 ## 地域移行・地域定着

Point!

- 精神障害者の地域移行とは，精神科病院に入院している患者が，みずから選択した地域で必要なサービスや資源を利用しながら，安心して自分らしい生活を実現することです．
- わが国では，長期入院精神障害者の地域移行を進めるために，2003年からさまざまな事業に取り組んできました．現在は，障害者総合支援法における地域相談支援として，「地域移行支援」と「地域定着支援」があります．2018年からは，地域において自立した生活が営めるように，定期訪問を随時行う「自立生活援助」というサービスも新たに創設されました．

地域移行支援

- 精神科病院に入院している人などを対象に，住居の確保や障害福祉サービスの体験利用支援，外出同行支援など，地域生活に移行するための相談や必要な支援を行います．

地域定着支援

- 居宅において単身などで生活している障害者に対し，常時の連絡体制を確保し，障害の特性によって生じた緊急の事態などに，相談を受けたり緊急訪問などの必要な支援を行います．

自立生活援助

- 障害者支援施設やグループホーム，精神科病院などから地域での単身生活に移行した障害者などに対し，定期的な巡回訪問または，随時通報を受けて行う訪問，相談対応などを行います．

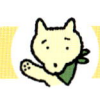 ## 退院支援とは[7]

Point!

- 退院支援とは，患者が退院したあとも必要な医療やサービスを受けながら，その人らしい生活が続けられるよう，入院早期から退院後の生活に向けて必要な支援を行っていくことです．

退院支援の対象者は？

- 全入院患者が対象ですが，退院後の生活に向けた課題と支援方法は患者によって違います．
- 継続した医療支援や何らかの生活支援サービスを必要とすることがほとんどです．

- 服薬中断
- 通院治療の継続
- 入退院を繰り返している

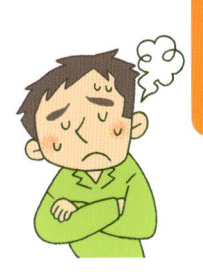

- 住まいの確保がむずかしい
- 家事ができない
- 無理なく働きたい
- お金が心配

第 7 章

退院支援の流れ[8]

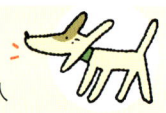

Point!

- 退院支援は医師が退院の指示を出してから始まるものではありません．外来または入院時から始まっています．

スクリーニング

- 効果的に退院支援を行うためにはどのような支援が必要になるか，入院初期に多職種で把握しておく．

アセスメント

- 退院後の患者の生活がイメージできるように，医療だけではなく生活の視点からも早期にアセスメントする．

合同カンファレンス

- 患者情報や治療・ケアの目標などについて，多職種で共有するためにカンファレンスを行う．

退院支援計画

- 退院に向けてどんな準備をすべきか，計画を立案する．

サービス調整

- 退院後に必要な社会資源や制度，地域サービスを検討し，適切に必要なサービスが受けられるよう調整する．

退院前訪問

- 退院準備の段階で，退院後の生活を体験しておくことで安心して退院できる．

退院前カンファレンス

- 退院後に利用するサービスの最終的な調整や確認を行う．
- 地域支援者の相談支援体制も作っておく．

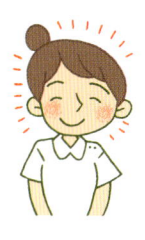

これも覚えておこう！ 自己決定支援

- 人はみな，「自己決定権」をもっています．自己決定権とは，自分の生き方や生活を自由に決定する権利のことです．近代では医療界でも患者の自律性や人権が尊重されるようになってきました．
- 退院支援においても，退院後，患者がどこで療養するのか，どのような生活を送りたいか，患者自身が決定できるように支援しなければなりません．

自己決定を助けるための，看護師の役割は？

- 必要な情報の提供
- 患者，家族に合ったわかりやすい説明
- 選択肢の提示
- 多職種連携

患者が自己決定するには…

- 現実の状況を理解する必要がありますが，精神障がい者は，病識が欠如しているため，丁寧に説明しても納得できないことも少なくありません．

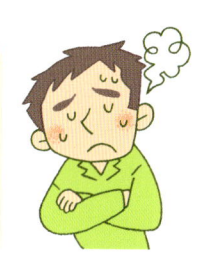

◎多職種で治療・セルフケアのサポートを行いながら患者が自己決定できるよう，環境を整えていく

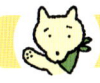  多職種連携[8]

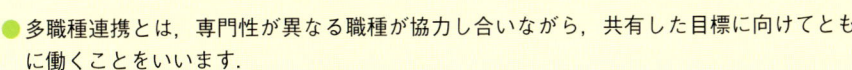

Point!

● 多職種連携とは，専門性が異なる職種が協力し合いながら，共有した目標に向けてともに働くことをいいます.

多職種連携の必要性とは

● 患者の退院後の生活に向けた課題は，服薬や通院などの医療継続に関すること，日常生活に関すること，経済面や就労に関することなどさまざまです.
● 個々のニーズに応えるためには，多職種の力を借りながら患者の望む生活の実現を目指して支援していく必要があるのです.

 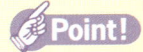 医療機関内での多職種連携

Point!

● 多職種連携では，患者もチームの一員です. 患者の希望に沿った問題解決に向けて，多様な職種が連携しながら，それぞれの専門性を活かして総合的に支援を行います.
● 多職種で集中的に治療・リハビリを行うことで，短期間で退院させることが可能になります.

医療機関内のおもな多職種と役割

患者	医師	看護師
● 服薬継続 ● 希望や思いを伝える ● 生活リズムを整える ● リハビリを受ける	● 診断と治療方針の決定 ● 薬物療法 ● 精神療法 ● 各種検査 ● 病状説明	● 病状把握 ● セルフケア支援 ● 服薬指導 ● 心理教育 ● 退院支援 ● 家族支援

精神保健福祉士（PSW）	公認心理師	作業療法士
● 患者，家族のニーズに沿った生活支援 ● 地域連携 ● 退院後生活環境相談員	● 心理教育 ● カウンセリング ● 集団心理療法 ● 心理アセスメント	● 生活リズムや生活能力の改善 ● 健康維持 ● 対人関係の改善

薬剤師	管理栄養士	看護助手
● 調剤，薬剤情報の提供，服薬指導	● 栄養評価，栄養相談，栄養指導，嗜好調査	● 病棟・病室の清掃，ベッドメイキング，療養上の世話の補助

◎ほかにも医療事務，検査技師……などなど

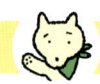 ## 地域での多職種連携[9]

Point!

● どこでどんな支援が受けられるかを理解しておくことで，多職種間での連携がスムーズになり，患者が住み慣れた地域で，自分らしい生活を送ることができます．

● 地域での多職種連携を知っておくことで，入院中から患者のQOLに合った退院支援を考えることができるようになります．

地域で連携する部署や多職種

保健所・保健センター	相談支援事業所	地域包括支援センター
● 各市町村に設置されており，保健・医療・福祉などの相談，福祉サービスの申請や保健師による訪問などの支援を行っています．	● 障がいのある人が自立した日常生活を送ることができるよう，「福祉サービス」「住居や就労の相談」「権利擁護の相談」などを行っています．	● 各市町村に設置され，社会福祉士・保健師・主任ケアマネジャーの三者が配置され介護に関する地域のマネジメントを行います．

訪問看護	成年後見人	ケアマネジャー
● 医師の指示に基づいて利用者の自宅へ訪問し，必要な医療や療養生活をサポートします．	● 精神障がいによって判断能力が十分でない人が不利益を被らないように支援してくれる人のことです．この場合，家庭裁判所で申し立てを行う必要があります．	● 介護を必要とする人が，介護保険サービスを受けられるようにマネジメントし，サポートします．

ホームヘルパー	ガイドヘルパー	就労支援事業所
● 利用者の自宅へ訪問し介護サービス（食事・入浴・排泄など）や家事援助（調理・洗濯・掃除など）を代行します．	● 1人で外出するのが困難な人に，必要なサポートや介助を行います．	● 障がいのある人の，働くために必要な知識と能力を高め，就労支援を行います．

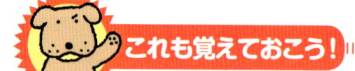 これも覚えておこう！ 地域での多職種連携の必要性

● 患者によって，必要な支援は違います．患者が自分らしい生活を取り戻すためには，患者の障がいや暮らし方に合った医療サービスや地域での支援を受ける必要があります．

● 各職種が専門的に介入し役割を果たすことで，患者は安定した地域生活を送ることができるのです．

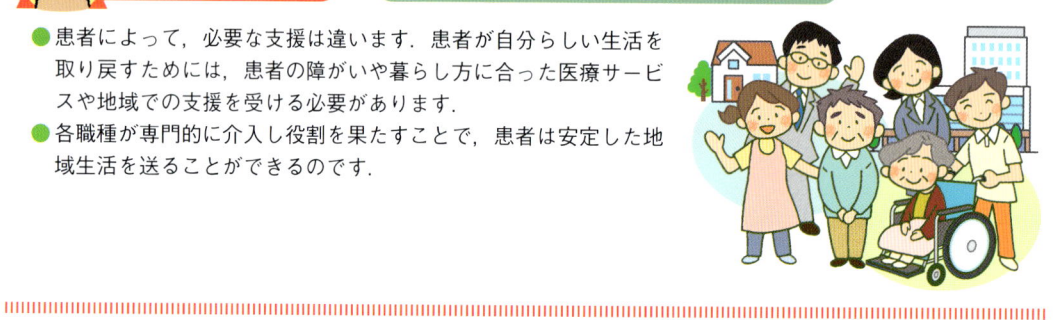

障害者総合支援法

👉Point!

- 正式名称は「障害者の日常生活及び社会生活を総合的に支援するための法律」ですが，略して「障害者総合支援法」とよばれています．
- 障がいのある人もない人も住み慣れた地域で生活するために，日常生活や社会生活を総合的に支援することを目的とした法律です．

◎自分で決めた暮らしや夢を実現するために……

- 「働きたい」「遊びに行きたい」「一人暮らしがしてみたい」．そうした希望を応援し，生活を手伝うために障害者総合支援法はあります．

 ## 受けられるサービス[10]

暮らす		
グループホーム	**施設入所支援**	**居宅介護（ホームヘルプ）**
● 2～10人の障がいのある人が，一緒に暮らします．	● 施設で暮らします．障がいが重度の人が対象です．	● 障がいのある人の生活を手伝ってくれます．

通う	練習	休む
自立訓練・地域活動支援センター	**就労移行支援・就労継続支援**	**短所入所・ショートステイ**
● 昼間に通い，スポーツや作品を作ったり作業をしたりします．	● 働きたい人のために，仕事の練習ができます．	● 病気などで家族がケアできないとき，短い期間，宿泊します．

相談	外出
相談支援	**移動支援（ガイドヘルプ）**
● 生活での困りごとや福祉サービスを利用するときに，相談にのってくれます．	● 障がいのある人が外出するときに付き添ってくれます．

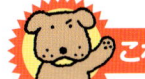 **これも覚えておこう！**

◎65歳になったら，障害者総合支援法より，介護保険を優先することが原則です．

第7章

社会資源[11)]

Point!

- 社会資源とは、利用者のニーズを充足させたり、生活上の問題を解決したりするための、あらゆる人的・物的資源を総称したものです。
- 社会資源には、福祉制度や医療機関などのフォーマルな社会資源と、家族や友人、近隣の人、ボランティアなどのインフォーマルな社会資源があります。

フォーマルな社会資源の例

制度	公的機関
● 自立支援医療 ● 障害者手帳 ● 障害年金 ● 生活保護　　　　　　など	● 市区役所 ● 保健所（保健福祉センター） ● 精神保健福祉センター 　　　　　　　　　　　など

医療機関	社会復帰のための資源
● 精神科病院・診療所 ● 精神科デイケア ● 訪問看護　　　　　　　　など	● 就労移行支援事業所 ● 就労継続支援事業所 ● 就労支援センター ● 自立訓練（生活訓練）事業 ● 地域活動支援センター　　など

精神障がいをもつ人が使える制度

 その❶ ◎自立支援医療
- 精神疾患の継続的な通院治療を必要とする場合、医療費の一部が公費で負担される制度。

自立支援医療費制度

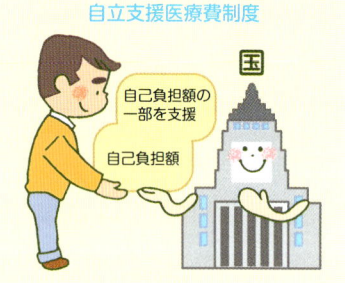

自己負担額の一部を支援

自己負担額

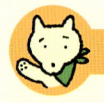 **その❷** ◎障害者手帳
- 「身体障害者手帳」「療育手帳」「精神障害者保健福祉手帳」の総称。
- 障がいの種類や程度に応じて、さまざまな福祉サービスを受けることができます。

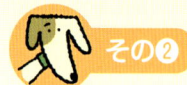 **その❸** ◎障害年金
- 病気や障害によって日常生活や労働に支障が出た場合に受け取ることができる年金。

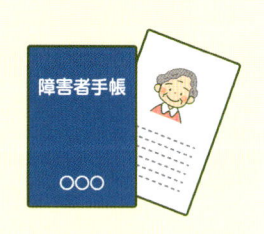

障害者手帳

○○○

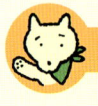 **その❹** ◎生活保護
- 国民の最低限度の生活を保障する制度。

公的機関

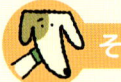

Point!

- 各都道府県や市町村で設置されているおもな相談場所として、役所や保健所、精神保健福祉センターがあります。
- ここでは、必要な制度や福祉サービスなどの案内や手続きなど行ってくれます。

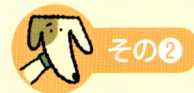 医療機関

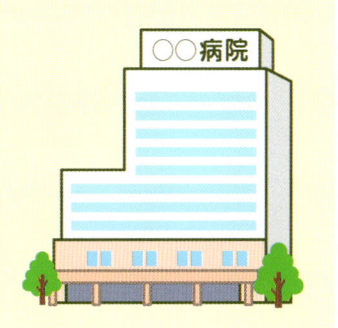

その❶ ◎精神科病院・診療所
- かかりつけの医療機関で通院治療が継続できます.

その❷ ◎精神科デイケア
- 生活リズムの改善,再発予防,他者との交流や日中の居場所としての活用などを目的に,グループ活動を通してリハビリを行う場所のことです.

 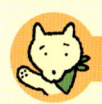 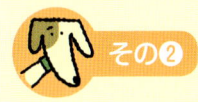 社会復帰のための資源

その❶ ◎就労移行支援事業所
- 一般就労を希望している65歳未満の障がい者に対し,一定期間(原則2年以内),就労に必要な知識および能力の向上のために必要な訓練を行う事業所です.

その❷ ◎就労継続支援事業所
- 生産活動を通して,知識・技能の向上のために必要な支援を行う事業所です.一般企業に雇用されることが困難な障がい者に対し,就労や生産活動の機会を提供します.
- この事業には,利用者が事業所と雇用契約を結ぶ「A型」と,雇用契約を結ばない「B型」があります.

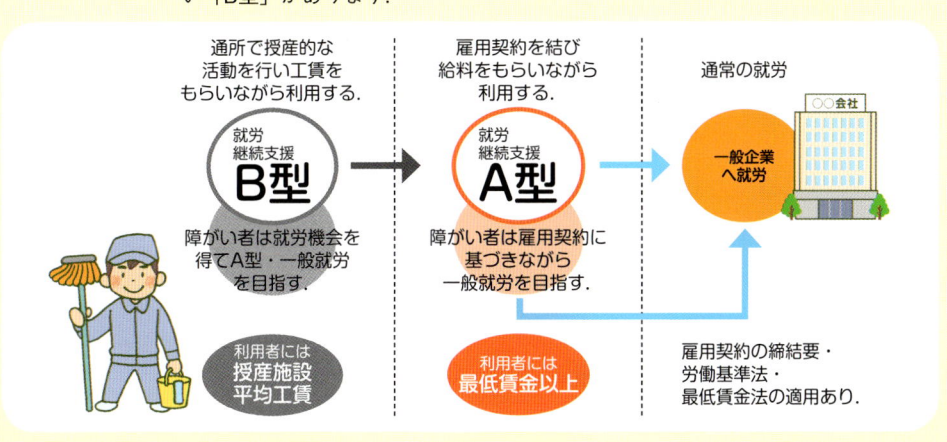

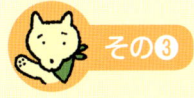 その❸ ◎就労支援センター
- 専門の支援員が,障がい者の「働くためにはどうしたらよいか」「どんな仕事が向いているか」などの就労に関する相談や,就業していくために生活面からも支援をしています.

第
7
章

看護師が知っておかなければいけない法律[12]

  精神科の入院形態

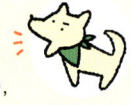

Point!

- ● 入院形態によって患者の処遇は違います．看護師は処遇に関するかかわりが多いため，入院形態の違いについて知っておかなければなりません．
- ● 精神科入院では「自発的入院」と「非自発的入院」の2つに分けられます．
- ● 自発的入院とは，「自らの意思で入院を希望する」ことです．
- ● 非自発的入院とは，患者自身の意思は関係なく，それぞれの入院形態で定められた条件に則って入院となることです．いわゆる強制的な入院です．

自発的入院

入院形態	● 入院可能となる条件
	● 対象となる患者例
任意入院	● 本人の同意による入院
	● 休息目的，病気や治療の必要性が理解できている重度の人が対象です．

非自発的入院

入院形態	● 入院可能となる条件
	● 対象となる患者例
医療保護入院	● 精神保健指定医の診察の結果，医療および保護のために入院治療が必要であるが，患者本人の同意が得られない場合，家族等1）の同意によって行われる入院のこと． 1）「家族等」とは，「配偶者，3親等の血族，後見人，補佐人」のこと．
	● 精神症状のために，本人から入院や治療の同意を得ることができないが，家族等は入院して治療を望んでいる．
措置入院	● ただちに入院させなければ自傷他害の恐れのある精神障がい者に都道府県知事（政令指定都市の市長）の権限で入院． ● 2人の精神保健指定医の診察が一致した場合．
緊急措置入院	● 急速な入院を必要とし，自傷他害の恐れがあるとき，精神保健指定医1人の診察で，72時間に限って入院させることができる．
	● 措置入院該当患者であるが，夜間や休日に対応することが多い．
応急入院	● 本人や保護者の同意がなく，医療および保護を図るうえで，ただちに入院が必要と判断されれば，精神保健指定医の診察の結果，72時間に限って応急指定病院に入院させることができる． ● 特定医師による診察の場合は12時間に限り入院可能．
	● ただちに医療保護入院で対応しなければならないが，家族と連絡が取れないときや，精神症状によって患者自身が自分の氏名や住所を発することができない場合が多い．

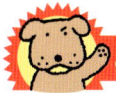

これも覚えておこう！ 精神科医師の資格について

● 精神科医師には「精神保健指定医」と「特定医師」の2種類の資格があり，資格によってできる処置の範囲に違いがあります．

● 指定医のみが出せる指示が多いため，資格の違いを理解しておかないと人権をおびやかすことになりかねません．

	精神保健指定医（指定医）	特定医師
役割	● 医療または保護を欠くことができない状況で，人権に配慮した判断を行って必要な制限（非自発的入院や一定の行動制限）の指示ができる． 【精神保健指定医が指示できる内容】 　任意入院の同意能力の判定および任意入院の退院制限 　医療保護入院および応急入院の要否の判定 　行動制限の必要性についての判定 　措置入院および医療保護入院の定期報告 　措置入院者の入院継続の必要性と仮退院の判定	● 緊急時にやむを得ない場合に限って，12時間を限度として，任意入院者の退院制限，医療保護入院または応急入院の判断を行うことができる．
用件 （条件）	● 精神科3年以上を含む5年以上の臨床経験を有する． ● 指定された講習を受講している． ● 措置入院または医療観察法1例，統合失調症2例，気分障害，中毒性精神障害，児童・思春期症例，老年期精神障害，器質性精神障害各1例の，計8例のケースレポートを提出している． ● 審査にて合格（国家資格）． ● 5年ごとの更新制度がある．	● 4年以上の医療実務経験および2年以上の精神科実務経験者． ● 緊急時の特例措置として導入されたもので，特定病院に勤務しており都道府県が認めた者．

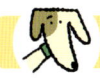

入院患者の行動制限

**Point!**

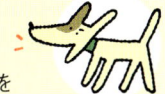

● 基本的には，患者の権利擁護が優先され，非自発的入院であっても種々の行動制限を受けないことが原則です．

● しかし精神科病院では，治療に影響があると判断された場合は，いろいろな制限を行うことができます．ここではその制限についてできるものとできないものを説明します．

具体的な行動	行動の制限範囲
信書 （手紙や はがきなど）	● 信書の発受については制限はできません． ● 刃物や薬物などの異物が同封されていると判断されるものについては，患者に開封してもらい，異物を取り出した後に信書を渡します．
電話	● 精神科病院では，公衆電話の設置と都道府県精神保健福祉主管部局，地方法務局人権擁護主管部局などの電話番号の掲示が義務付けられています． ● 基本的には電話を制限することはできませんが，治療的に正当性がある場合は，医師の指示で制限ができます．制限する理由を患者や家族に説明し，カルテに記載することが必要です． ● ただし，都道府県および地方法務局，そのほかの人権擁護に関する行政機関の職員，ならびに患者の代理人である弁護士との電話は一切制限できません．

第7章

具体的な行動	行動の制限範囲
退院制限	● 任意入院中の患者から退院の申し出があったが，精神症状によって医療および保護のために入院継続が必要であると精神保健指定医が判断した場合に，72時間（特定医は12時間）に限って退院を制限できます． ● その間に入院形態の見直しを行います．
隔離	● 患者の意思では鍵の開閉ができない部屋へ，1人だけを入室させることで，ほかの患者から遮断する行動の制限です． ● 隔離を行うときは，精神保健指定医の診察・指示によって実施します．精神保健指定医でない場合でも，12時間の隔離は可能です． ● 当該の患者に隔離を行う理由を説明する必要があります．隔離をする理由と開始時間をカルテに記載しなければなりません． ● 隔離開始後は，医師の診察（1回以上/日）が必要です．また定期的な会話などによる注意深い臨床的観察が求められます． ● 隔離中であっても，洗面や入浴，部屋の清掃など，衛生確保に配慮することが必要です． ● 隔離の要件（理由）は，以下の5つとなります． 　ア　ほかの患者との人間関係を著しく損なうおそれがあるなど，その言動が患者の病状の経過や予後に著しく悪く影響する場合 　イ　自殺企図または自傷行為が切迫している場合 　ウ　ほかの患者に対する暴力行為や著しい迷惑行為，器物破損行為が認められ，ほかの方法ではこれを防ぎきれない場合 　エ　急性精神運動興奮などのため，不穏，多動，爆発性などが目立ち，一般の精神病室では医療または保護を図ることが著しく困難な場合 　オ　身体的合併症を有する患者について，検査および処置などのため，隔離が必要な場合
身体的拘束	● 身体的拘束は制限の程度が強く，二次的な身体障害を発生する可能性も高いため，代替方法が見出されるまでの間のやむを得ない処置として行われる行動の制限です． ● 身体的拘束を行う目的のために特別に配慮して作られたものを使用します．手錠や一般的な縄・紐などを使っての実施は決して行わないようにしてください． ● 身体的拘束を行うときは精神保健指定医の診察・指示によって実施します． ● 当該の患者に身体的拘束を行う理由を説明する必要があります．身体的拘束をする理由と開始時間をカルテに記載しなければなりません． ● 身体的拘束開始後は，医師の診察が頻回に必要です．また常時の臨床的観察が求められます． ● 身体的拘束の要件（理由）は，以下の3つとなります． 　ア　自殺企図または自傷行為が著しく切迫している場合 　イ　多動または不穏が顕著である場合 　ウ　アまたはイのほか精神障害のために，そのまま放置すれば患者の生命にまで危険が及ぶおそれがある場合

精神看護における倫理

①精神科看護者は，より質の高い看護を行うため，看護者自身の心身の健康の保持増進に努める

🖕Point!

● 精神科看護者は，患者の妄想などの対象になることで感情を揺さぶられたり，傷ついたりする感情労働が多くあります．そのため周囲の気づきや支えが必要となります．個々のスタッフの葛藤状況を言語化する場として，カンファレンスをもち，話し合い，対応方法を検討することで，看護者は患者と自分自身を大切に考えることができるようになります．

● チームが個々を支え合う組織づくりが重要です．

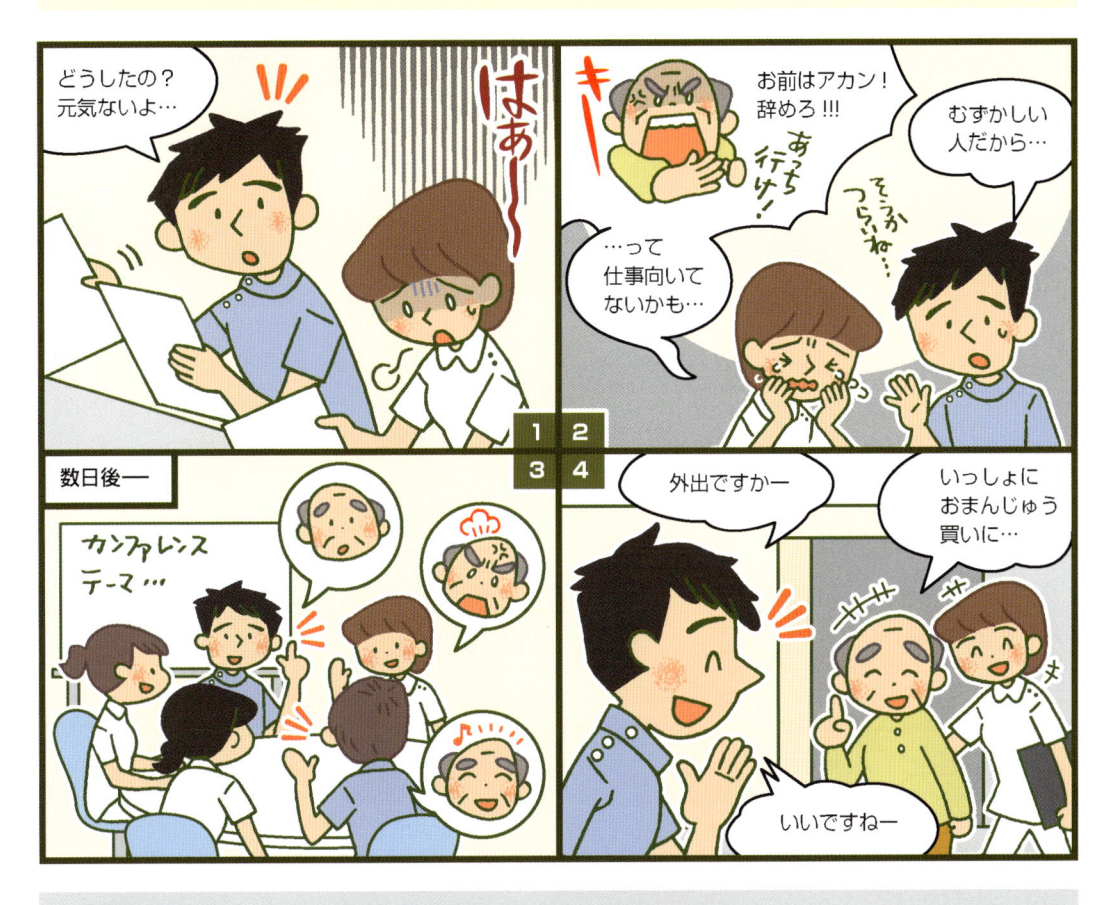

◎看護の仕事（ケア）＝組織＋肉体労働＋感情労働です！

②精神科看護者は，より有効な看護実践を探求するために研究に努める

Point！

● 精神科看護者は，より質の高い看護ができるよう，つねに最新の知見を活用し，新たな専門的知識，技術の開発に最善を尽くさなければなりません．専門的知識・技術は蓄積され，さらなる看護の発展に貢献することになります．精神科看護者は実践や研究に基づき，看護学の発展に寄与する責任を担っています．

● 研究にあたっては，倫理的配慮がなされるよう努めます．

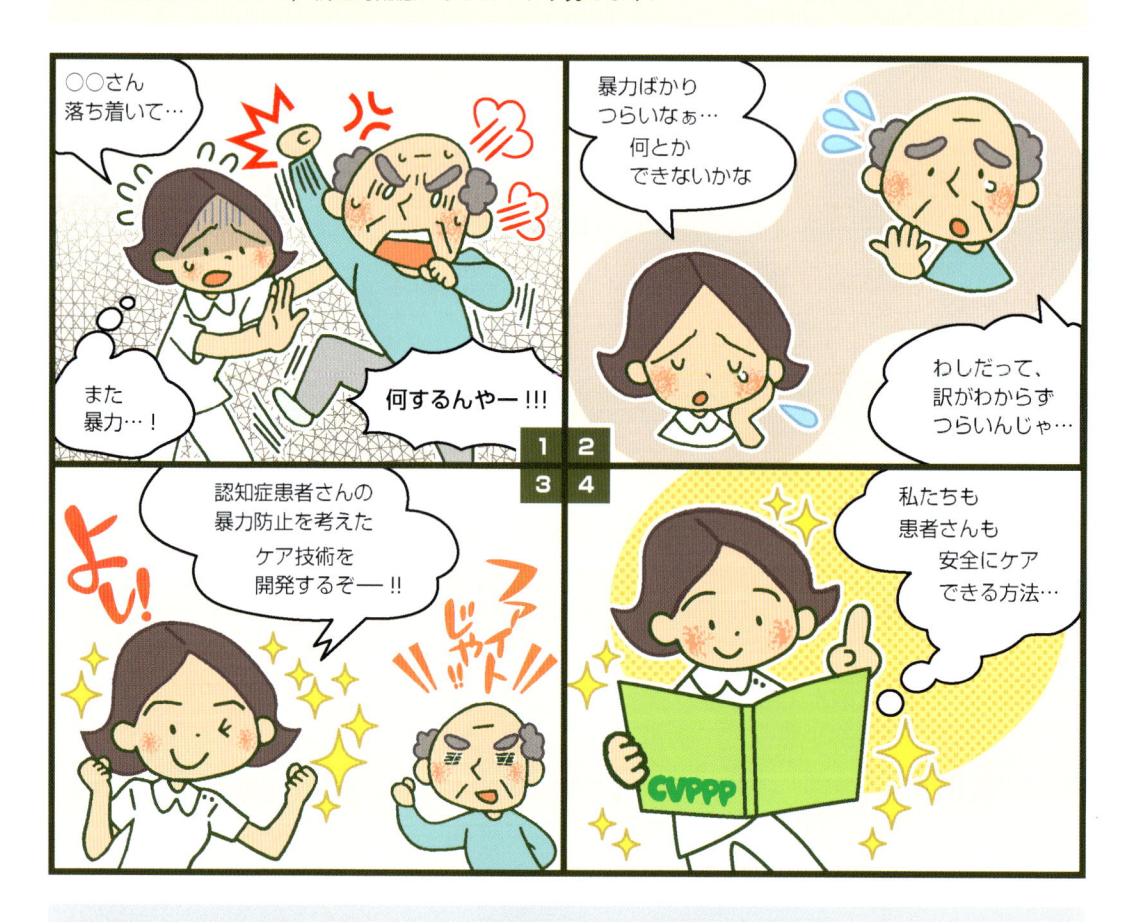

◎経験知といわれるものについて，科学的な方法で検証を重ねます．

③精神科看護者は対象となる人々の人権を尊重し，社会の人々の信頼を得るように，個人として品行をつねに高く維持する

Point!

- 精神科看護者に対する信頼は，専門的知識・技術はもちろん，人としての人権意識の高さと誠実さ・品行・礼節などの人格が問われています．
- 対象が，精神障害や認知機能低下のためにできないことやわからないことがあっても，専門職として病態を理解し，相手を敬い，尊重する言動・行動でケアを行い，安心感を与えましょう．
- 専門職としての誇りをもち，個人としての品行を高く維持するように努めることが求められています．

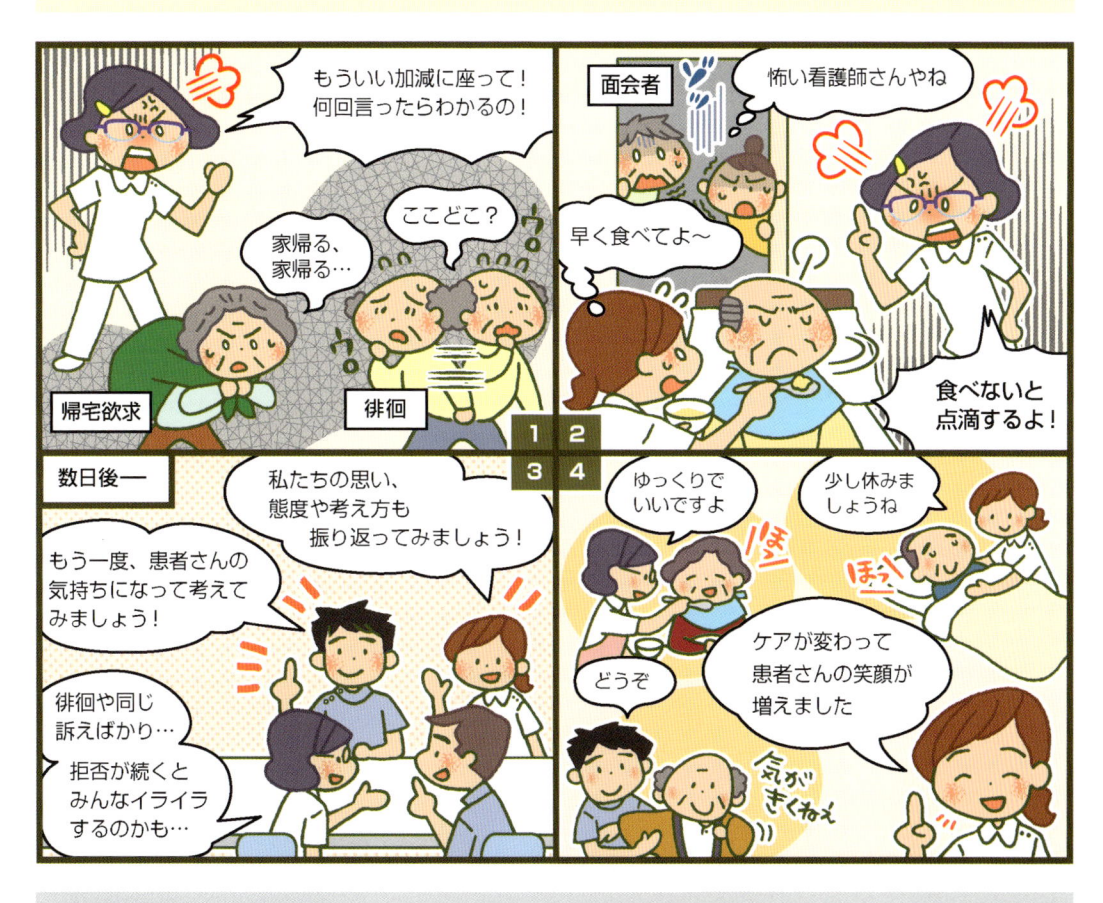

◎専門職として，患者を1人の人として大切に接していますか？

◎子ども扱いしたり，「上から目線」で叱ったりしていませんか？

◎専門職としての誇りをもち，日々，自身の言動を振り返りましょう！

④精神科看護者は，国籍，人種，民族，信条，年齢，性別および性的指向，社会的地位，経済的状態，ライフスタイル，障がいの性質にかかわらず，対象となる人々に平等に看護を提供する

👆Point!

● すべての人は平等に医療や看護を受ける権利を有しています．看護における平等とは，対象の個別性を尊重し，ニーズに応じた看護を提供することです．とくに精神疾患・精神障がい者に対する誤解や無理解は根強く存在しています．

● 精神科看護者は，対象となる人々が同じように看護が受けられるよう，権利擁護者としての役割も果たさなければなりません．

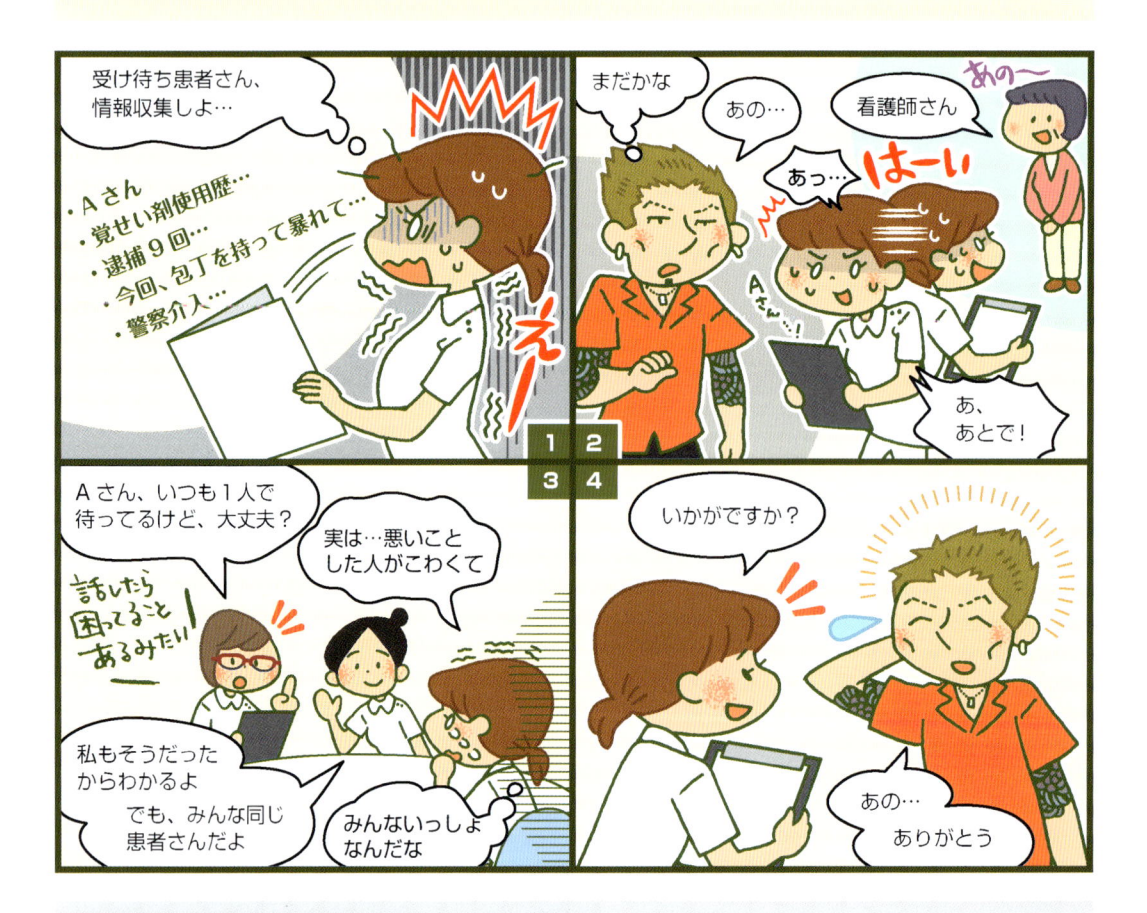

◎患者の思いはさまざまです．

◎受け持ち患者─看護師の相互関係は大切です．患者が困っているとき，平等に親身になって話を聴いていますか？

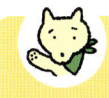
⑤精神科看護者は，家族やほかの専門職と連携を図り，対象となる人がその人らしく地域で生きることに貢献する

👉Point!

● 地域で生きるということは，地域の他者から受け入れられることで，みずからの力を発揮し，希望をもって生活することでもあります．精神科看護者は対象となる人々の自律性の回復と維持，増進という目的のもとに，その人を取り巻くほかの精神保健福祉関係者と連携を図ることが求められています．

● そして，再入院を防止して地域移行・定着に向けた支援が重要です．

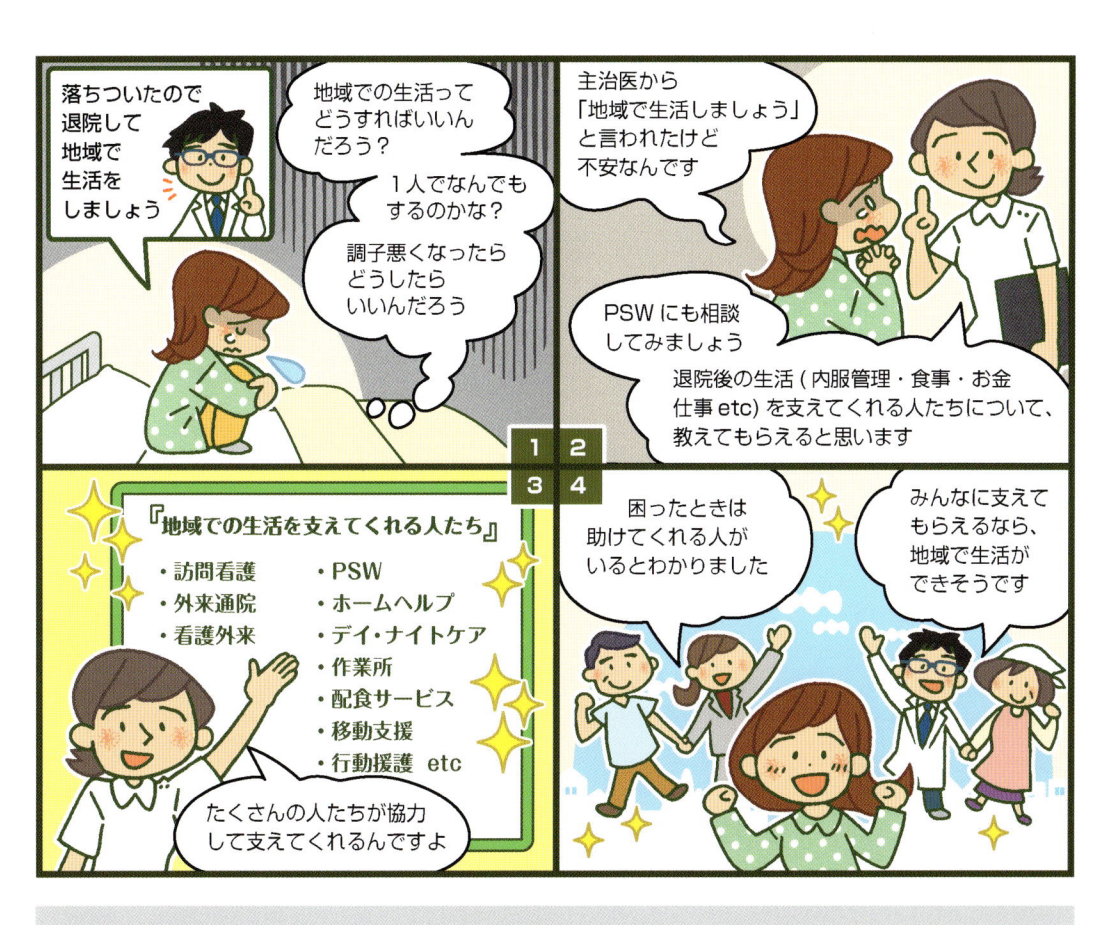

◎新たな長期入院をつくらないことが私たちの使命です．
◎患者─看護者の信頼関係を，地域で支えてくれる人につなぎます．

⑥精神科看護者は，対象となる人々が説明と同意に基づいて治療へ参画できるように努める

Point!

- 私たちは自分自身の疾患について，その治療法および予後を知る権利をもっています．また，治療法を選ぶ権利ももっています．いかなる疾患でもその権利は侵害されてはなりません．
- 看護者は「知る権利」や「自己決定の権利」を擁護するために，ときに患者の代弁者の役割を求められます．インフォームドコンセントの原則をもって，対象となる人々がみずからの治療に参画し，適切な治療を受けることができるように努めなければなりません．

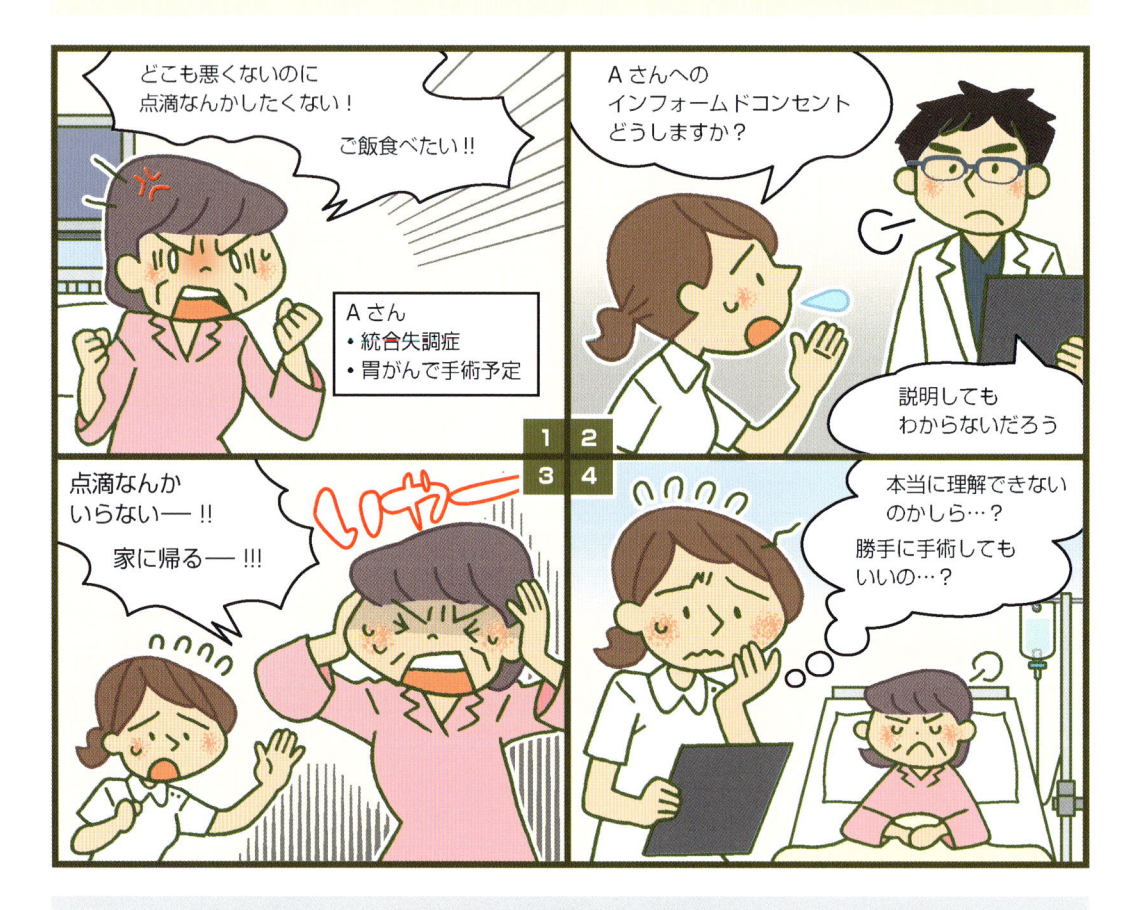

◎同意能力がないからといって，本人の気持ちを無視してよいわけではありません．
◎本人の承諾・納得が得られるよう，多職種チームで努力・検討します．

引用・参考文献

1) 厚生労働省精神保健福祉対策本部. "みんなのメンタル総合サイト". http://www.mhlw.go.jp/kokoro/ (2019/10/30 閲覧)

2) 精神障害にも対応した地域包括ケアシステムの構築支援事業. "「精神障害にも対応した地域包括ケアシステム」の全体像". 精神障害にも対応した地域包括ケアシステム構築のための手引き. 東京, 日本能率協会総合研究所, 2019, 19. https://www.mhlw-houkatsucare-ikou.jp/guide/h30-cccsguideline-all.pdf (2019/10/24 閲覧)

3) 厚生労働省. "福祉・介護「精神障害にも対応した地域包括ケアシステムの構築について：1 精神障害にも対応した地域包括ケアシステムの構築に向けた取り組み」". https://www.mhlw.go.jp/stf/seisakunitsuite/bunya/chiikihoukatsu.html (2019/10/24 閲覧)

4) "「精神障害にも対応した地域包括ケアシステム」の構成要素". 前掲書 2). 36

5) 厚生労働省. 精神障害にも対応した地域包括ケアシステムの構築について. https://www.mhlw.go.jp/stf/seisakunitsuite/bunya/chiikihoukatsu.html (2019/12/04 閲覧).

6) 岩上洋一＋一般社団法人 全国地域で暮らそうネットワーク著. 精神障害者の地域移行支援・地域定着支援・自立生活援助導入ガイド：地域で暮らそう！. 東京, 金剛出版, 2018, 14, 50, 59, 62.

7) 高田久美. "退院支援のプロセス". 退院支援ビギナーズノート. 全訂新版. 末吉民生編. 東京, 中山書店, 2009, 22-36.

8) "医療機関内でのチームのつくり方". 前掲書 7). 70-5.

9) 第 6 回精神障害者に対する医療の提供を確保するための指針等に関する検討会（平成 25 年 10 月 17 日）. 資料 5. https://www.mhlw.go.jp/stf/shingi/0000026682.html (2019/10/30 閲覧)

10) 東美奈子. "地域相談支援と退院支援（地域との連携が困難なとき）". 前掲書 6). 111-6.

11) 精神障がい者と家族に役立つ社会資源ハンドブック. 改訂版. 東京, 全国精神保健福祉会連合会, 2010, 145p.

12) 浅田真弓. "行動制限をめぐる臨床上の課題". 行動制限最小化看護. 日本精神科看護技術協会 監修. 東京, 精神看護出版, 2007, 68-90.

第

7

章

MEMO

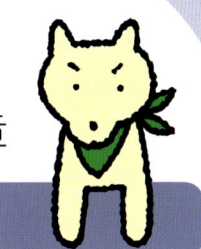

第 8 章
精神科でよく使われる薬剤

精神科でよく使われる薬剤

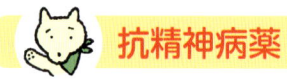 抗精神病薬

【フェノチアジン系】

特徴	● 鎮静・催眠作用が強い			
一般名	クロルプロマジン	レボメプロマジン	ペルフェナジン	フルフェナジン
代表的な商品名	コントミン, ウインタミン	ヒルナミン, レボトミン	ピーゼットシー, トリラホン	フルメジン
外観	コントミン	ヒルナミン	ピーゼットシー	フルメジン

【ブチロフェノン系】

特徴	● 抗幻覚・妄想作用が強い		
一般名	ハロペリドール	ブロムペリドール	チミペロン
代表的な商品名	セレネース	ブロムペリドール錠	トロペロン
外観	セレネース	ブロムペリドール錠「アメル」	トロペロン

【ベンザミド系】

特徴	● 低用量で抗うつ作用 ● 高用量で抗精神病作用が認められる	
一般名	スルピリド	スルトプリド
代表的な商品名	ドグマチール, アビリット, ミラドール	バルネチール
外観	ドグマチール	バルネチール

【SDA（セロトニン – ドパミン遮断薬）】

特徴	● 抗幻覚・妄想作用だけでなく, 陰性症状改善			
一般名	リスペリドン	ペロスピロン	ブロナンセリン	パリペリドン
代表的な商品名	リスパダール	ルーラン	ロナセン	インヴェガ
外観	リスパダール	ルーラン	ロナセン	INVEGA

【MARTA（多元受容体標的化抗精神病薬）】

特徴	●SDAと同様の作用 ●糖尿病患者への投与禁止		
一般名	オランザピン	クエチアピン	アセナピンマレイン酸塩
代表的な商品名	ジプレキサ	セロクエル	シクレスト
外観			

【治療抵抗性統合失調症に使われる薬】

●CPMS*に登録して使用する	
クロザピン	
クロザリル	

*クロザリル患者モニタリングサービス

【DPA（ドパミン受容体部分作動薬）】

特徴	●ドパミンの活動が高い状況では抑え、低い状況では活動を増やすように働く	
一般名	アリピプラゾール	ブレクスピプラゾール
代表的な商品名	エビリファイ	レキサルティ
外観		

持続性注射薬

一般名	ハロペリドールデカン酸エステル	フルフェナジンデカン酸エステル	リスペリドン
代表的な商品名	ネオペリドール，ハロマンス	フルデカシン	リスパダールコンスタ
特徴	ハロペリドールの持続性注射剤	フルメジンの持続性注射剤	リスパダールの持続性注射剤
外観	ネオペリドール		

一般名	パリペリドンパルミチン酸エステル	アリピプラゾール
代表的な商品名	ゼプリオン	エビリファイ
特徴	インヴェガの持続性注射剤	エビリファイの持続性注射剤
外観		

救急で使われる注射薬

一般名	オランザピン	レボメプロマジン	ハロペリドール
代表的な商品名	ジプレキサ	ヒルナミン，レボトミン	セレネース
特徴	筋肉注射		筋肉注射，静脈注射

抗うつ薬

【三環系抗うつ薬】

特徴	●最も古いタイプの抗うつ薬	
一般名	イミプラミン	クロミプラミン
代表的な商品名	トフラニール, イミドール	アナフラニール
外観	トフラニール	アナフラニール

【四環系抗うつ薬】

特徴	●三環系に比べて副作用は少ない	
一般名	ミアンセリン	マプロチリン
代表的な商品名	テトラミド	ルジオミール
外観		

【SSRI】

一般名	フルボキサミン	セルトラリン	パロキセチン	エスシタロプラム
代表的な商品名	ルボックス, デプロメール	ジェイゾロフト	パキシル, パキシル CR	レクサプロ
外観	ルボックス		パキシル	

【SNRI】

一般名	ミルナシプラン	デュロキセチン	ベンラファキシン
代表的な商品名	トレドミン	サインバルタ	イフェクサー SR
外観			

【NaSSA】

一般名	ミルタザピン
代表的な商品名	リフレックス, レメロン
外観	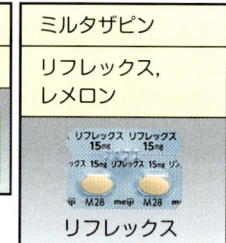 リフレックス

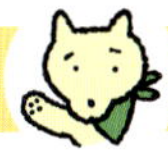

抗躁薬（気分安定薬）

一般名 代表的な商品名	副作用	外観
炭酸リチウム リーマス	● 嘔吐，下痢，意識障害など	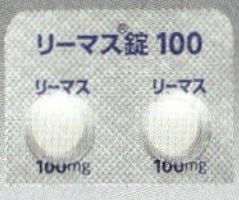 リーマス錠100
カルバマゼピン テグレトール	● 皮疹，白血球減少症，低ナトリウム血症 など	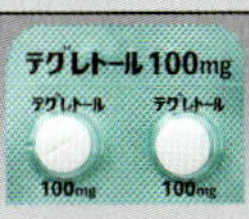 テグレトール100mg
バルプロ酸ナトリウム デパケン，バレリン，デパケンR，セレニカR	● 肝障害	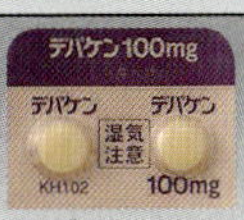 デパケン100mg デパケン

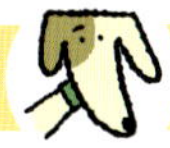

抗不安薬（精神安定薬）

【短時間型】

特徴	● 3～6時間程度	
一般名	エチゾラム	クロチアゼパム
代表的な商品名	デパス	リーゼ
外観	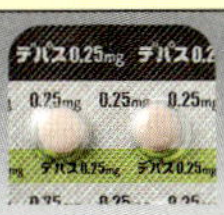 デパス0.25mg	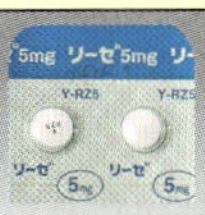 リーゼ

【中間型】

特徴	● 12～20時間程度		
一般名	ロラゼパム	アルプラゾラム	ブロマゼパム
代表的な商品名	ワイパックス	ソラナックス，コンスタン	レキソタン，セニラン
外観	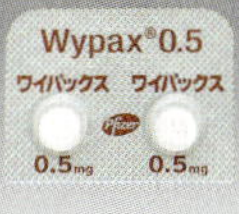 Wypax®0.5	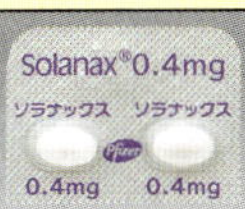 Solanax®0.4mg ソラナックス	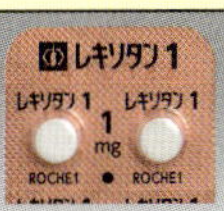 レキソタン1 レキソタン

【長時間型】

特徴	● 20～100時間程度		
一般名	ジアゼパム	クロキサゾラム	オキサゾラム
代表的な商品名	ホリゾン，ダイアップ	セパゾン	セレナール
外観	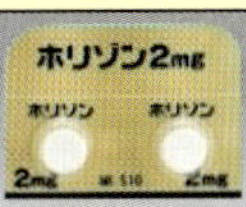 ホリゾン2mg ホリゾン	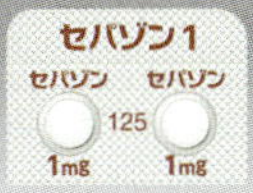 セパゾン1	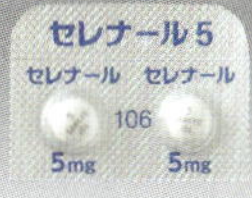 セレナール5

第 8 章

【超長時間型】

特徴	●100 時間以上
一般名	ロフラゼプ酸エチル
代表的な商品名	メイラックス
外観	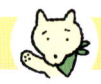

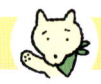 睡眠薬

【超短時間作用型】

特徴	●2.3時間～2.9時間 ●2.9時間			
一般名	ゾルピデム	ゾピクロン	トリアゾラム	エスゾピクロン
代表的な商品名	マイスリー	アモバン	ハルシオン	ルネスタ
外観				

【短時間作用型】

特徴	●7 時間		
一般名	ブロチゾラム	リルマザホン	ロルメタゼパム
代表的な商品名	レンドルミン®	リスミー	エバミール, ロラメット
外観			エバミール

【中間作用型】

特徴	●15時間		
一般名	フルニトラゼパム	ニトラゼパム	エスタゾラム
代表的な商品名	サイレース	ベンザリン, ネルボン	ユーロジン
外観		ベンザリン	

【長時間作用型】

特徴	●37時間	
一般名	クアゼパム	フルラゼパム
代表的な商品名	ドラール	ダルメート
外観		

【オレキシン受容体拮抗薬】

一般名	スボレキサント
代表的な商品名	ベルソムラ
外観	

【メラトニン受容体作動薬】

一般名	ラメルテオン
代表的な商品名	ロゼレム
外観	

抗認知症薬

作用	●コリンエステラーゼ阻害			●NMDA受容体アンタゴニスト
適応疾患	●軽度～高度のAD ●レビー小体型認知症	●軽度・中等度のAD		●中等度・高度のAD
一般名	ドネペジル	ガランタミン	リバスチグミン	メマンチン
代表的な商品名	アリセプト	レミニール	イクセロン,リバスタッチ	メマリー
外観			イクセロン（パッチ）　リバスタッチ（パッチ）包剤	

AD：アルツハイマー型認知症

第8章

改訂2版　はじめての精神科看護－カラービジュアルで見てわかる！

2018年3月1日発行	第1版第1刷
2018年10月10日発行	第1版第3刷
2020年2月15日発行	第2版第1刷Ⓒ
2024年1月20日発行	第2版第7刷

編著者　公益財団法人浅香山病院看護部

発行者　長谷川 翔

発行所　株式会社メディカ出版
　　　　〒532-8588
　　　　大阪市淀川区宮原3-4-30
　　　　ニッセイ新大阪ビル16F
　　　　https://www.medica.co.jp/

編集担当　山田美登里
装　　幀　株式会社くとうてん
本文イラスト　八代映子／ニガキ恵子
組　　版　株式会社明昌堂
印刷・製本　株式会社シナノ パブリッシング プレス

ISBN978-4-8404-7200-5　　　　　　　　　　　　　Printed and bound in Japan

当社出版物に関する各種お問い合わせ先（受付時間：平日9：00～17：00）
●編集内容については、編集局 06-6398-5048
●ご注文・不良品（乱丁・落丁）については、お客様センター 0120-276-115